Manual básico de posicionamento radiológico

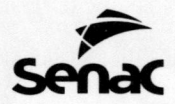

ADMINISTRAÇÃO REGIONAL DO SENAC NO ESTADO DE SÃO PAULO

Presidente do Conselho Regional
Abram Szajman

Diretor do Departamento Regional
Luiz Francisco de A. Salgado

Superintendente Universitário e de Desenvolvimento
Luiz Carlos Dourado

EDITORA SENAC SÃO PAULO

Conselho Editorial
Luiz Francisco de A. Salgado
Luiz Carlos Dourado
Darcio Sayad Maia
Lucila Mara Sbrana Sciotti
Luís Américo Tousi Botelho

Gerente/Publisher
Luís Américo Tousi Botelho

Coordenação Editorial
Verônica Pirani de Oliveira

Prospecção
Andreza Fernandes dos Passos de Paula
Dolores Crisci Manzano
Paloma Marques Santos

Administrativo
Marina P. Alves

Comercial
Aldair Novais Pereira

Comunicação e Eventos
Tania Mayumi Doyama Natal

Edição e Preparação de Texto
Amanda Andrade

Coordenação de Revisão de Texto
Marcelo Nardeli

Revisão de Texto
Alexandre Napoli

Coordenação de Arte e Projeto Gráfico
Antonio Carlos De Angelis

Editoração Eletrônica e Capa
Tiago Filu

Imagens
Adobe Stock

Impressão e Acabamento
Rettec

Proibida a reprodução sem autorização expressa.
Todos os direitos desta edição reservados à

Editora Senac São Paulo
Av. Engenheiro Eusébio Stevaux, 823 – Prédio Editora – Jurubatuba
CEP 04696-000 – São Paulo – SP
Tel. (11) 2187-4450
editora@sp.senac.br
https://www.editorasenacsp.com.br

© Editora Senac São Paulo, 2025

Dados Internacionais de Catalogação na Publicação (CIP)
(Simone M. P. Vieira – CRB 8ª/4771)

Lima, Rodrigo da Silva
    Manual básico de posicionamento radiológico / Rodrigo da Silva Lima – São Paulo : Editora Senac São Paulo, 2025.

    Bibliografia.
    ISBN 978-85-396-5233-4 (impresso/2025)
    e-ISBN 978-85-396-5234-1 (ePub/2025)
    e-ISBN 978-85-396-5235-8 (PDF/2025)

    1. Radiologia médica. 2. Posicionamento radiológico. I. Título.

24-2334c   CDD – 616.07572
     BISAC MED019010

Índice para catálogo sistemático:
1. Radiologia médica: 616.0757
2. Radiologia médica: Radiografia 616.07572

Rodrigo da Silva Lima

Manual básico de
posicionamento
radiológico

Editora Senac São Paulo – São Paulo – 2024

Sumário

Agradecimentos | 7

Introdução | 9

Apresentação | 11

    Terminologias gerais | 12
    Posicionamentos radiológicos – índice geral | 14

1. Segurança e eficiência na prática radiológica, 21

    Protocolos de segurança na realização de exames de raios X | 22
    A importância dos dados cadastrais corretos do paciente | 24
    Princípios ALARA | 25

2. Posicionamentos radiológicos dos membros inferiores (MMII) | 27

    A importância dos posicionamentos dos MMII | 28
    Desafios técnicos e soluções práticas | 28
    Fichas de posicionamento radiológico | 32
    Exercícios | 71
    Arrematando as ideias | 74

3. Posicionamentos radiológicos dos membros superiores (MMSS) | 75

    Complexidade da anatomia dos MMSS | 76
    Desafios específicos dos exames dos MMSS | 76
    Fichas de posicionamento radiológico | 81
    Exercícios | 113
    Arrematando as ideias | 116

4. Posicionamentos radiológicos do tórax e abdome | 117

    Importância da radiografia de tórax no diagnóstico | 118
    Desafios do posicionamento da região abdominal | 118

Anatomia e posicionamento do tórax e abdome | 121
Fichas de posicionamento radiológico | 124
Exercícios | 139
Arrematando as ideias | 142

5. Posicionamentos radiológicos da coluna vertebral | 143

Complexidade e importância da coluna vertebral | 144
Desafios técnicos no posicionamento da coluna vertebral | 144
Impacto do posicionamento no diagnóstico de doenças da coluna vertebral | 145
Exercícios | 167
Arrematando as ideias | 170

6. Posicionamentos radiológicos do crânio e ossos da face | 171

Importância da precisão nos estudos do crânio | 172
Desafios técnicos no posicionamento do crânio | 172
Impacto do posicionamento no diagnóstico de patologias cranianas | 175
Introdução às linhas | 176
Fichas de posicionamento radiológico | 179
Exercícios | 196
Arrematando as ideias | 199

Gabarito | 201

Referências | 203

Agradecimentos

Agradeço primeiramente a Deus por Sua graça e inspiração. À minha esposa, Fernanda Lima, e às minhas filhas, Lara e Lorena, por seu amor e apoio incondicional. Aos coordenadores Márcio Ferreira da Silva e Patrícia Elaine Cipriano Duran, e a toda a equipe de professores de radiologia, pela colaboração essencial.

Dedico este material a todos os estudantes e profissionais das técnicas radiológicas avançadas de altíssima complexidade e registro aqui o meu profundo respeito e admiração por todos os profissionais que atuam brilhantemente nesta área tão importante dentro do ambiente da saúde.

Introdução

A radiologia médica ocupa um lugar central no diagnóstico e no tratamento de inúmeras patologias, utilizando tecnologias avançadas de imagem para fornecer informações cruciais sobre o corpo humano. Entre as várias modalidades disponíveis, os exames de raio X continuam a ser uma das ferramentas mais utilizadas devido a eficácia, rapidez, custo e acessibilidade. A habilidade de obter imagens claras e precisas por meio da radiografia é essencial para os profissionais do setor de radiologia, pois permite uma avaliação detalhada das estruturas internas, facilitando o diagnóstico e a orientação da conduta clínica terapêutica.

Este livro tem como objetivo servir de guia prático para os profissionais, estudantes, técnicos e tecnólogos em radiologia que buscam aprofundar seus conhecimentos sobre os posicionamentos radiológicos. A precisão no posicionamento do paciente e do equipamento de raio X é fundamental para garantir a qualidade da imagem e a segurança do paciente. Erros de posicionamento podem resultar em imagens inadequadas, que podem obscurecer patologias ou, pior, levar a diagnósticos incorretos.

Ao longo dos capítulos, serão apresentados os principais posicionamentos radiológicos de rotina, com detalhes das técnicas, de uma forma simples e didática para cada exame. Serão abordadas as principais radiografias complementares, e cada capítulo incluirá as descrições e o passo a passo de cada posicionamento, além de uma imagem da radiografia da área examinada e dicas práticas para otimizar a qualidade da imagem e minimizar a exposição à radiação.

A importância do posicionamento correto vai além da qualidade da imagem. Uma técnica de posicionamento adequada reduz a necessidade de repetições de exames, diminuindo a exposição desnecessária do paciente à radiação e aumentando a eficiência do fluxo de trabalho no departamento de radiologia. Além disso, uma compreensão sólida dos princípios de posicionamento contribui para a segurança do paciente, a colaboração eficaz com outros profissionais que atuam na área da saúde e a melhoria dos resultados clínicos.

Esperamos que este livro sirva como uma ferramenta valiosa para todos que buscam conhecimento e excelência na prática radiológica, oferecendo um recurso confiável e atualizado para a realização de exames radiográficos de alta qualidade. Por meio de uma abordagem prática e fundamentada na experiência clínica, aspiramos a contribuir para o desenvolvimento profissional contínuo dos leitores, promovendo a adoção de melhores práticas na área da radiologia médica.

Seja você um estudante, um profissional em início de carreira ou que busca aprimorar suas habilidades, esta obra foi desenvolvida para ser uma aliada indispensável na busca pela precisão e eficácia no uso dos raios X na prática diária.

Todas as imagens relacionadas neste livro foram realizadas na própria estrutura do Senac Tiradentes, em São Paulo, no laboratório de radiologia onde são ministradas as aulas práticas e teóricas para os alunos de cursos livres, pós-técnico, aprimoramento, técnico em radiologia, tecnólogo em radiologia e pós-graduação em imagem.

Agradeço a todos os alunos e colegas de profissão que, de alguma forma, contribuíram para a realização desta obra.

Apresentação

Como explicamos na introdução, falaremos, ao longo dos capítulos desta obra, sobre os principais posicionamentos radiológicos de rotina. Para isso, acreditamos que é necessário detalhar as siglas que utilizaremos, de modo a evitar qualquer tipo de confusão. Pensando nisso, elaboramos quadros com as siglas mais usadas no decorrer do livro.

Além disso, e para facilitar o acesso aos posicionamentos, também deixaremos a lista completa das fichas elaboradas para este livro em um índice geral. Dessa forma, entendemos que o livro poderá também servir como um guia e uma maneira de mitigar dúvidas pontuais.

TERMINOLOGIAS GERAIS

AC	Arcos costais	OA	Obliquado anteriormente
AP	Anteroposterior	OP	Obliquado posteriormente
CLS	Coluna lombossacra	RC	Raio central
CH	Chassi	SI	Súpero-inferior
D	Direito	⊥	Perpendicular
DD	Decúbito dorsal	↑	Cranial
DFF	Distância foco-filme	↓	Caudal
DFR	Distância foco-receptor	Art.	Articulação
DFO	Distância foco-objeto	MTF	Metatarsofalangiana
DL	Decúbito lateral	MCF	Metacarpofalangiana
DLD	Decúbito lateral direito		
DLE	Decúbito lateral esquerdo		
DV	Decúbito ventral	QD	Quirodáctilo
E	Esquerdo	PP	Posição do paciente
EIAS	Espinha ilíaca anterossuperior	PPt	Posição da parte
HD	Hipótese diagnóstica	RC	Raio central
IS	Ínfero-superior	DFF ou DFR	Distância foco-filme / Distância foco-receptor
LCE	Linha central da estativa	CH/RI	Chassi/Receptor de imagem
LCM	Linha central da mesa	CA	Critérios de avaliação
LIP	Linha interpupilar	Tec	Técnica
LMM	Linha mentomeatal	IC	Indicação clínica
LLM	Linha labiomeatal	Art.	Articulação

LAM	Linha acantiomeatal	DDH	Decúbito dorsal horizontal
LIOM	Linha infraorbitomeatal		
LOM	Linha orbitomeatal		
LGM	Linha glabelomeatal		
MAE	Meato acústico externo		
MID	Membro inferior direito		
MIE	Membro inferior esquerdo		
MMII	Membros inferiores		
MSD	Membro superior direito		
MSE	Membro superior esquerdo		
MMSS	Membros superiores		
OAD	Oblíqua anterior direita		
OAE	Oblíqua anterior esquerda		
OPD	Oblíqua posterior direita		
OPE	Oblíqua posterior esquerda		
PA	Posteroanterior		
P ou L	Perfil/Lateral		
PD	Pododáctilos		
PMS	Plano mediossagital		
PVO	Plano vertical do ouvido		
RE	Rotação externa		
RI	Rotação interna		
RI	Receptor de imagem		

POSICIONAMENTOS RADIOLÓGICOS – ÍNDICE GERAL

Membros inferiores (MMII):

1. Artelhos pododáctilos – frente AP 33
2. Artelhos pododáctilos – oblíqua 34
3. Antepé – frente 35
4. Antepé – oblíqua 36
5. Antepé – perfil 37
6. Sesamoides – axial/tangencial 38
7. Pé – frente 39
8. Pé – oblíquo 40
9. Pé – perfil 41
10. Pé com carga – frente 42
11. Pé com carga – perfil 43
12. Calcâneo axial – ínfero-superior e súpero-inferior 44
13. Calcâneo – perfil 45
14. Tornozelo – frente 46
15. Tornozelo – perfil 47
16. Tornozelo – oblíqua interna e externa 48
17. Perna – frente 49
18. Perna – perfil 50
19. Joelho – frente 51
20. Joelho – perfil 52

21. Joelho – frente com carga comparativo 53

22. Joelho axial PA – fossa intercondiliana (túnel) 54

23. Joelho – Rosemberg 55

24. Patela – frente 56

25. Patela – perfil 57

26. Patela axial – AP 58

27. Fêmur – frente 59

28. Fêmur – perfil 60

29. Bacia – frente 61

30. Bacia – Lowenstein/método de rã 62

31. Bacia – Van Rosen AP 63

32. Bacia – axial (in let/out let) 64

33. Bacia – oblíqua (alar e obturatriz) 65

34. Quadril – frente 66

35. Quadril – perfil 67

36. Articulação coxofemoral – frente 68

37. Articulação coxofemoral – perfil 69

38. Escanograma dos MMII 70

Membros superiores (MMSS):

39. Artelhos quirodáctilos (2º ao 5º) – frente (PA) 81

40. Artelhos quirodáctilos (2º ao 5º) – oblíqua 82

41. Artelhos quirodáctilos (2º ao 5º) – perfil 83

42. 1º quirodáctilo (polegar) – frente 84

43. 1º quirodáctilo (polegar) – oblíqua 85

44. 1º quirodáctilo (polegar) – perfil 86

45. Mão – frente (PA) 87

46. Mão – oblíqua 88

47. Mão – perfil 89

48. Mãos e punhos para idade óssea 90

49. Punho – frente 91

50. Punho – perfil 92

51. Túnel do carpo – ínfero-superior ou súpero-inferior (método de Gaynor-Hart) 93

52. Antebraço – frente AP 94

53. Antebraço – perfil 95

54. Cotovelo – frente 96

55. Cotovelo – perfil 97

56. Braço (úmero) – frente 98

57. Braço (úmero) – perfil 99

58. Clavícula AP e AP axial 100

59. Escápula – frente 101

60. Escápula – perfil 102

61. Ombro AP – neutro 103

62. Ombro AP – rotação externa (RE) 104

63. Ombro AP – rotação interna (RI) 105

64. Ombro AP verdadeiro (método de Grashey) 106

65.	Ombro – perfil transtorácico	107
66.	Ombro – perfil axilar ínfero-superior (Lawrence)	108
67.	Ombro – perfil axilar ínfero-superior (West-Point)	109
68.	Ombro – perfil axial súpero-inferior	110
69.	Ombro – túnel supraespinhoso (método de Neer)	111
70.	Ombro (Stryker/túnel do ombro)	112

Tórax e abdome:

71.	Tórax – PA	124
72.	Tórax – perfil	125
73.	Tórax – ápico-lordótico AP	126
74.	Tórax – decúbito lateral AP (incidência de Hjelm-Laurell)	127
75.	Tórax – AP no leito	128
76.	Laringe e traqueia – AP (vias aéreas superiores)	129
77.	Laringe e traqueia – perfil (vias aéreas superiores)	130
78.	Arcos costais – frente	131
79.	Arcos costais – oblíqua	132
80.	Esterno – oblíqua (posição de nadador)	133
81.	Esterno – perfil	134
82.	Abdome simples	135
83.	Abdome – frente ortostático	136
84.	Cúpulas diafragmáticas	137
85.	Abdome – decúbito lateral	138

Coluna vertebral:

86. Coluna cervical AP 149
87. Coluna cervical – perfil 150
88. Coluna cervical – transoral 151
89. Coluna cervical – oblíquas AP/PA 152
90. Coluna cervical (perfil dinâmico – extensão e flexão) 153
91. Coluna cervicotorácica (método de Twining) 154
92. Coluna torácica – frente AP 155
93. Coluna torácica – perfil 156
94. Coluna lombar – AP 157
95. Coluna lombar – perfil 158
96. Coluna lombar – oblíqua (direita e esquerda) 159
97. Coluna transição L5-S1 – AP 160
98. Coluna lombar transição L5-S1 – perfil 161
99. Coluna sacral – frente AP 162
100. Sacro e cóccix – perfil 163
101. Rotina para escoliose – coluna toracolombar AP 164
102. Coluna toracolombar – perfil 165
103. Coluna toracolombar com inclinação – lateral direita/esquerda (AP) 166

Crânio e face:

104. Crânio – frente (AP) 179
105. Crânio – perfil 180
106. Crânio (método de Caldwell) 181

107.	Crânio (Towne)	182
108.	Crânio (Bretton)	183
109.	Crânio axial Hirtz (submentovértice)	184
110.	Sela túrcica – frente	185
111.	Sela túrcica – perfil	186
112.	Ossos da face – método de Waters	187
113.	Ossos da face – método de Caldwell	188
114.	Face – perfil	189
115.	Arco zigomático (método de Hirtz)	190
116.	Mandíbula – frente	191
117.	Mandíbula – perfil	192
118.	Seios paranasais (método de Waters – mento-naso)	193
119.	Seios paranasais (método de Caldwell – fronto-naso)	194
120.	Seios paranasais – perfil	195

CAPÍTULO 1

Segurança e eficiência na prática radiológica

De que maneira o posicionamento correto dos MMII pode minimizar a exposição desnecessária à radiação, tanto para o paciente quanto para o técnico de radiologia? Quais práticas específicas podem ser adotadas para melhorar essa eficiência? E há diferenças nos cuidados para cada parte do corpo? Qual é a importância dos protocolos de segurança?

Pense sobre o impacto a longo prazo da exposição repetida à radiação devido a exames repetidos por posicionamento inadequado. Como a padronização dos procedimentos pode contribuir para a segurança dos pacientes e dos profissionais da radiologia?

A padronização dos procedimentos para a execução das técnicas radiológicas é um pilar essencial na prática clínica, garantindo que os exames sejam realizados de forma precisa, segura e eficiente. Quando se seguem protocolos padronizados, há maior consistência na qualidade das imagens, permitindo uma interpretação mais fidedigna, facilitando o diagnóstico e auxiliando no tratamento adequado. Nos membros inferiores, essa padronização é ainda mais crítica, considerando a complexidade anatômica e as variações dos posicionamentos necessários para avaliar estruturas ósseas e articulares de maneira completa.

A ausência de padronização pode resultar em uma série de problemas que impactam negativamente tanto o diagnóstico quanto o tratamento do paciente. Algumas das possíveis consequências incluem:

- Imagens de má qualidade: um posicionamento inconsistente pode gerar imagens com distorções ou superposição de estruturas, dificultando a visualização de detalhes importantes, como fraturas ocultas ou pequenas lesões articulares.

- Diagnósticos errados ou incompletos: a falta de uniformidade nas técnicas de posicionamento pode levar à interpretação equivocada das imagens, o que pode resultar em diagnósticos errados, tratamentos desnecessários ou inadequados e, em casos graves, atrasos no tratamento correto.

- Exposição repetida à radiação: a repetição de exames devido a falhas no posicionamento aumenta a exposição do paciente à radiação, algo que deve ser evitado sempre que possível. A exposição acumulativa à radiação pode aumentar o risco de complicações a longo prazo, tanto para pacientes quanto para os profissionais envolvidos nos exames.

- Perda de tempo e recursos: a necessidade de repetir exames por falta de padronização não só afeta a segurança do paciente, como também sobrecarrega os sistemas de saúde, resultando em maior custo financeiro e maior tempo de atendimento.

PROTOCOLOS DE SEGURANÇA NA REALIZAÇÃO DE EXAMES DE RAIOS X

Para garantir a segurança e eficiência nos exames de raios X, é crucial seguir protocolos de segurança rigorosos. Alguns dos principais protocolos incluem:

Proteção contra radiação:

- Uso de avental de chumbo e outros dispositivos para minimizar a exposição desnecessária à radiação, tanto do paciente quanto do técnico.

- Colocação de protetores de tireoide e gônadas, quando aplicável, para proteger órgãos sensíveis.

- Colimação adequada, ou seja, ajustar o campo de radiação para cobrir apenas a área de interesse, evitando a exposição de áreas adjacentes desnecessárias.

Justificativa e otimização dos exames:

- Cada exame radiológico deve ser justificado, ou seja, o benefício clínico do exame deve superar os riscos da exposição à radiação.

- A otimização envolve ajustar os parâmetros técnicos, como a dose de radiação, para garantir a menor exposição possível, mantendo a qualidade da imagem.

Padronização dos posicionamentos:

- Adotar protocolos de posicionamento padronizados para cada tipo de exame, garantindo que as imagens obtidas sejam comparáveis entre diferentes instituições e em diferentes momentos.

- Treinamento contínuo para os técnicos em radiologia, assegurando que eles estejam familiarizados com as melhores práticas e possam identificar variações anatômicas ou situações clínicas que exijam ajustes nos posicionamentos.

Revisão das imagens:

- Implementar um sistema de revisão de qualidade das imagens, para garantir que os exames sejam de qualidade adequada antes de serem avaliados pelo radiologista.

- Quando for necessário, uma segunda opinião pode ser solicitada para evitar interpretações erradas, principalmente em casos complexos.

Registro e monitoramento de doses:

- Monitorar a dose de radiação recebida pelos pacientes durante os exames, utilizando sistemas de registro que permitam rastrear a exposição acumulativa e evitar doses excessivas.

Ao respeitar os protocolos padronizados, não só garantimos a qualidade e consistência das imagens radiográficas como também asseguramos um ambiente seguro para o paciente e para os profissionais envolvidos no processo. A padronização, portanto, é um elemento central para minimizar erros, otimizar recursos e proteger a saúde de todos os envolvidos.

A IMPORTÂNCIA DOS DADOS CADASTRAIS CORRETOS DO PACIENTE

Um fator muitas vezes subestimado, mas de extrema importância na realização de exames radiológicos, são a correta identificação e o registro dos dados cadastrais do paciente. Informações corretas e detalhadas são essenciais para que o exame seja realizado para o paciente certo, na área correta e com os parâmetros clínicos adequados. As principais razões para garantir dados cadastrais precisos incluem:

- Evitar erros de identidade: um erro de identificação pode levar à realização de exames em pacientes errados, gerando um diagnóstico equivocado e, possivelmente, um tratamento inadequado. Em casos de emergência ou de múltiplos exames, a falha na identificação pode ter consequências graves.

- Histórico médico confiável: dados cadastrais corretos permitem que os profissionais de saúde acessem o histórico médico do paciente com precisão, o que é crucial para avaliar se ele já foi submetido a exames radiológicos anteriormente e se há contraindicações ou cuidados especiais a serem tomados.

- Acompanhamento e continuidade do cuidado: a precisão nos dados cadastrais facilita o acompanhamento do paciente ao longo do tempo. Exames de acompanhamento ou novos estudos podem ser comparados de forma eficaz, promovendo uma continuidade no cuidado e um melhor planejamento terapêutico.

- Comunicação eficiente entre equipes: informações corretas garantem uma comunicação clara e precisa entre os profissionais da saúde, evitando mal-entendidos.

Protocolos de verificação de identidade, como o uso de pulseiras de identificação hospitalar, conferência do nome completo e da data de nascimento antes da realização de exames, são medidas simples, mas essenciais para a segurança do paciente.

Ao respeitar os protocolos padronizados, promover a segurança dos procedimentos e verificar a exatidão dos dados cadastrais, conseguimos minimizar riscos, otimizar recursos e proporcionar um atendimento de qualidade e segurança.

PRINCÍPIOS ALARA

É importante citar os princípios ALARA (do inglês, as low as reasonably achievable, ou "o mais baixo possível"), que são a base de abordagem fundamental na proteção radiológica. O objetivo é minimizar a exposição à radiação, tanto para os pacientes quanto para os profissionais da radiologia. Para seguir a ALARA, é necessário que qualquer exposição à radiação seja mantida no nível mais baixo possível, levando em consideração fatores econômicos e sociais.

Os principais aspectos dos princípios ALARA incluem:

1. Justificação: qualquer procedimento que envolva exposição à radiação deve ser justificado, ou seja, os benefícios esperados devem superar os riscos potenciais da exposição.

2. Otimização: uma vez justificada a necessidade do procedimento, deve-se otimizar a proteção radiológica. Isso envolve a seleção de técnicas, equipamentos e parâmetros de exposição que minimizem a dose de radiação sem comprometer a qualidade diagnóstica das imagens.

3. Limitação: estabelecer e aderir a limites de dose apropriados para diferentes tipos de exposição, certificando-se de que nenhuma dose recebida seja maior do que a necessária para atingir o objetivo diagnóstico ou terapêutico.

A rotina prática ALARA inclui:

- Treinamento e educação: garantir que todos os profissionais envolvidos em procedimentos radiológicos sejam bem treinados e estejam cientes dos princípios ALARA.

- Uso de equipamentos modernos: utilizar equipamentos de imagem modernos e bem conservados, que ofereçam melhores controles de dose e imagens de alta qualidade com a menor exposição possível.

- Proteção física: utilizar barreiras de proteção, aventais de chumbo, colares de tireoide e outros dispositivos para reduzir a exposição direta.

- Parâmetros de exposição ajustáveis: ajustar os parâmetros de exposição (tempo, tensão e corrente) para cada paciente e tipo de exame, levando em conta a menor dose necessária para obter uma imagem de qualidade diagnóstica.

- Práticas de trabalho seguras: implementar práticas de trabalho como posicionar-se a uma distância segura da fonte de radiação e usar técnicas de imagem que minimizem a necessidade de repetições.

A adoção dos princípios ALARA é essencial para promover a segurança e o bem-estar dos pacientes, acompanhantes e profissionais da radiologia, contribuindo para a prática responsável e a ética profissional.

CAPÍTULO 2

Posicionamentos radiológicos dos membros inferiores (MMII)

Imagine um paciente com suspeita de fratura no fêmur. Quais seriam as consequências de um posicionamento incorreto na obtenção da radiografia? Como isso poderia afetar o diagnóstico e o tratamento subsequente?

Agora, reflita sobre um cenário em que uma imagem mal posicionada leva a uma interpretação errada, potencialmente resultando em tratamento inadequado, desnecessário ou, pior, ocultando uma fratura. Como o domínio do posicionamento radiológico poderia prevenir esses erros?

A IMPORTÂNCIA DOS POSICIONAMENTOS DOS MMII

A radiologia é uma disciplina fundamental no diagnóstico por imagem, permitindo a visualização interna do corpo humano de forma não invasiva. No contexto dos membros inferiores, os exames de raios X desempenham um papel crucial na identificação de fraturas, lesões, patologias articulares e outras condições clínicas que afetam ossos e tecidos. Este capítulo vai abordar detalhadamente os diversos posicionamentos radiológicos utilizados nas incidências radiográficas dos MMII, demonstrando desde a anatomia básica da área radiografada até as técnicas específicas do posicionamento correto.

Eu preciso saber a anatomia detalhada dos MMII?

Por que é essencial ter um conhecimento profundo da anatomia dos MMII ao realizar exames radiográficos? Como isso influencia na escolha dos posicionamentos adequados para cada exame?

Considere um paciente com lesões múltiplas em diferentes partes dos MMII. Como o entendimento detalhado da anatomia e a aplicação correta dos posicionamentos podem garantir uma avaliação abrangente e precisa?

DESAFIOS TÉCNICOS E SOLUÇÕES PRÁTICAS

Quais são os principais desafios enfrentados ao posicionar pacientes com diferentes condições físicas (por exemplo, obesidade, deformidades ósseas, ou imobilidade) para exames dos MMII? Que estratégias podem ser empregadas para superar esses desafios?

Reflita sobre um caso em que a adaptação do posicionamento tradicional foi necessária devido a uma condição específica do paciente. Como a flexibilidade, a criatividade e o conhecimento técnico do radiologista podem fazer a diferença na obtenção de imagens diagnósticas de qualidade?

Um exemplo é a realização de exames em pacientes com dismetria de membros inferiores, como na condição popularmente conhecida como síndrome da perna curta, que apresenta uma série de desafios técnicos e clínicos para o profissional da radiologia.

A escanometria dos MMII é o exame radiográfico comumente utilizado para medir com precisão o comprimento dos ossos dos membros inferiores e identificar a diferença de comprimento entre eles. Aqui estão os principais desafios enfrentados durante esse exame:

Posicionamento adequado

Desafios na simetria: pacientes com dismetria apresentam uma diferença de comprimento entre os membros, o que dificulta a obtenção de uma imagem simétrica. O técnico de radiologia precisa garantir que ambos os membros estejam posicionados corretamente, de modo que a discrepância seja visível de forma clara e mensurável. Isso envolve ajustar o alinhamento dos membros para que a distorção das imagens seja minimizada.

Uso de calços ou suportes: muitas vezes é necessário utilizar calços para compensar a diferença de altura dos membros, permitindo que ambos estejam adequadamente alinhados durante a exposição radiográfica. Este procedimento requer atenção e precisão para evitar deslocamentos ou desalinhamentos que possam comprometer a qualidade das imagens.

Obtenção de imagens nítidas e precisas

Efeito de distorção: a dismetria dos MMII pode causar distorção nas imagens radiográficas se o feixe de raios X não for corretamente centralizado em ambos os membros. Essa distorção pode dificultar a medição precisa do comprimento ósseo e levar a erros no diagnóstico. O técnico deve se certificar de que o feixe esteja corretamente posicionado para evitar erros de paralaxe ou distorções geométricas.

Colimação correta: outro desafio é ajustar a colimação dos feixes de raios X para cobrir a extensão dos MMII, desde o quadril até os tornozelos, garantindo que ambas as extremidades dos ossos longos sejam visíveis na mesma imagem.

Desafios relacionados à mobilidade e conforto do paciente

Mobilidade limitada: em alguns casos, pacientes com dismetria podem apresentar dificuldades de mobilidade, o que complica o processo de posicionamento correto. O técnico deve estar preparado para lidar com essas limitações e utilizar métodos de imobilização ou apoio que garantam o conforto do paciente durante o exame, sem prejudicar a qualidade da imagem.

Desconforto físico: a posição necessária para a escanometria pode ser desconfortável para pacientes com diferenças significativas de comprimento entre os membros, o que pode exigir pausas durante o exame ou ajustes frequentes.

Colaboração multidisciplinar

Coordenação com ortopedistas: profissionais da radiologia precisam frequentemente trabalhar em conjunto com ortopedistas para assegurar que o exame forneça as informações necessárias para o planejamento de cirurgias corretivas ou tratamentos não invasivos. A comunicação clara sobre o que é esperado do exame, bem como a adequação técnica, é fundamental para o sucesso do diagnóstico.

Planejamento cirúrgico: em casos graves de dismetria, as imagens de escanometria são utilizadas para planejar cirurgias corretivas. Por isso, a precisão é vital, e qualquer erro no posicionamento ou na medição pode comprometer o planejamento cirúrgico.

Protocolos específicos para minimizar erros e melhorar a qualidade do exame

1. **Verificação dos dados cadastrais e do exame solicitado:** para garantir que o exame seja realizado corretamente para o paciente certo, é fundamental verificar os dados cadastrais do paciente e confirmar o objetivo do exame.

2. **Protocolos de padronização do posicionamento:** o uso de guias ou padrões para o posicionamento correto dos membros, aliado a uma revisão constante da técnica, contribui para que a qualidade das imagens seja consistente e confiável.

3. **Ajustes técnicos:** equipamentos modernos possuem configurações automáticas para ajustar a dose de radiação e o foco do feixe de raios X de acordo com o tamanho do paciente e a área a ser examinada, o que pode melhorar a qualidade da imagem e a segurança.

Esses desafios mostram a complexidade técnica e as habilidades necessárias para realizar um exame de escanometria de MMII de forma eficaz. O domínio das técnicas de posicionamento, a padronização dos protocolos e a atenção aos detalhes são essenciais para o sucesso do exame e o bem-estar do paciente.

Os principais pontos abordados a seguir incluem:

- **Anatomia radiológica dos MMII:** demonstraremos a anatomia radiológica essencial da área examinada, destacando as estruturas ósseas e articulares que devem ser visualizadas em cada uma das incidências abordadas.

- **Projeções radiológicas:** vamos discutir as projeções de rotina e algumas incidências complementares para cada segmento dos MMII, incluindo: quadril e pelve; fêmur; joelho; perna (tíbia e fíbula); tornozelo; e pé e dedos.

- **Técnicas de posicionamento:** é fundamental detalhar as técnicas corretas de posicionamento do paciente para obter imagens de alta qualidade e minimizar a necessidade de repetição de exames. Por isso, enfatizamos a importância do alinhamento correto da área radiografada, do uso adequado de equipamentos de proteção individual (EPIs) e da imobilização, quando necessário.

- **Critérios de avaliação das imagens:** devemos sempre prestar atenção aos critérios que devem ser utilizados para avaliar a qualidade das imagens radiológicas, incluindo a nitidez, o contraste, a definição das estruturas anatômicas e a ausência de artefatos.

- **Considerações de segurança:** é importante reforçar as práticas de segurança radiológica para o paciente, os acompanhantes e os profissionais, destacando a importância da proteção radiológica, da utilização correta dos EPIs e da aplicação dos princípios ALARA.

FICHAS DE POSICIONAMENTO RADIOLÓGICO

Saber exatamente como posicionar o paciente e os equipamentos durante um exame faz a diferença no tratamento. Por isso, a seguir, vamos incluir várias fichas com a nomenclatura das partes do corpo, as indicações para o exame, a forma de posicionar o paciente e várias outras informações fundamentais para garantir que os resultados sejam fidedignos. Porém, para não restar nenhuma dúvida, vamos incluir a ficha comentada, explicando ponto por ponto as informações contidas nela.

Nomenclatura	Neste item, nomeamos a parte do corpo que será observada no exame.
Indicações	Aqui, vamos explicar quais tipos de problemas devem ser investigados no exame com esse posicionamento.
Paciente	Neste item, vamos explicar detalhadamente o posicionamento correto do corpo do paciente (sentado, deitado, posição exata da parte do corpo, etc.).
Raio central	Neste item, explicaremos a posição correta do raio central do equipamento.
DFF/DFR	Aqui, daremos informações mais detalhadas sobre a distância foco-filme (DFF) e a distância foco-receptor (DFR) no momento do exame.
Chassi/RI	Neste item, daremos informações sobre o posicionamento detalhado do chassi/RI.
Observações	Aqui, serão incluídas quaisquer informações adicionais importantes a respeito do exame e das fotos usadas como exemplo.

Artelhos pododáctilos – frente AP

Indicações	Para visualização de fraturas, luxação, corpo estranho e doenças reumáticas e degenerativas.
Paciente	Sentado ou em DD, joelho em flexão, antepé apoiado sobre o chassi ou RI, dedo de interesse centralizado.
Raio central	⊥ orientado para o centro do dedo a ser radiografado.
DFF/DFR	1 m (100 cm) – sem Bucky.
Chassi/RI	18 × 24 cm ÷ na transversal ou 8 × 10" na longitudinal.
Observações	**Visualização neste exemplo:** falange proximal, distal, 1/3 distal do metatarso, art. interfalangiana e MTF do 1° dedo.

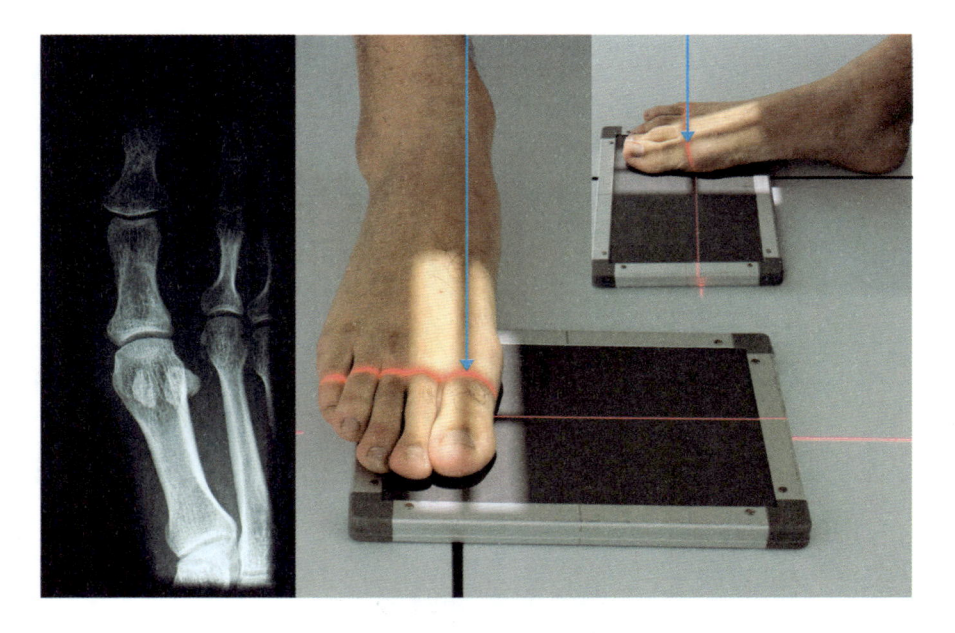

Artelhos pododáctilos – oblíqua

Indicações	Para visualização de fraturas, luxação, corpo estranho e doenças reumáticas e degenerativas.
Paciente	Sentado ou em DD, joelho em flexão, antepé obliquado internamente ± 30° apoiado sobre o chassi ou RI, dedo de interesse centralizado.
Raio central	⊥ orientado para o centro do dedo a ser radiografado.
DFF/DFR	1 m (100 cm) – sem Bucky.
Chassi/RI	13 × 18 cm ÷ na transversal ou 8 × 10" na longitudinal.
Observações	Para o 1° dedo (hálux), poderá ser realizada uma incidência oblíqua média lateral/externa; possibilita visualizar sesamoide. **Visualização:** falange proximal, distal, 1/3 distal do metatarso, art. interfalangiana e MTF do 1° dedo.

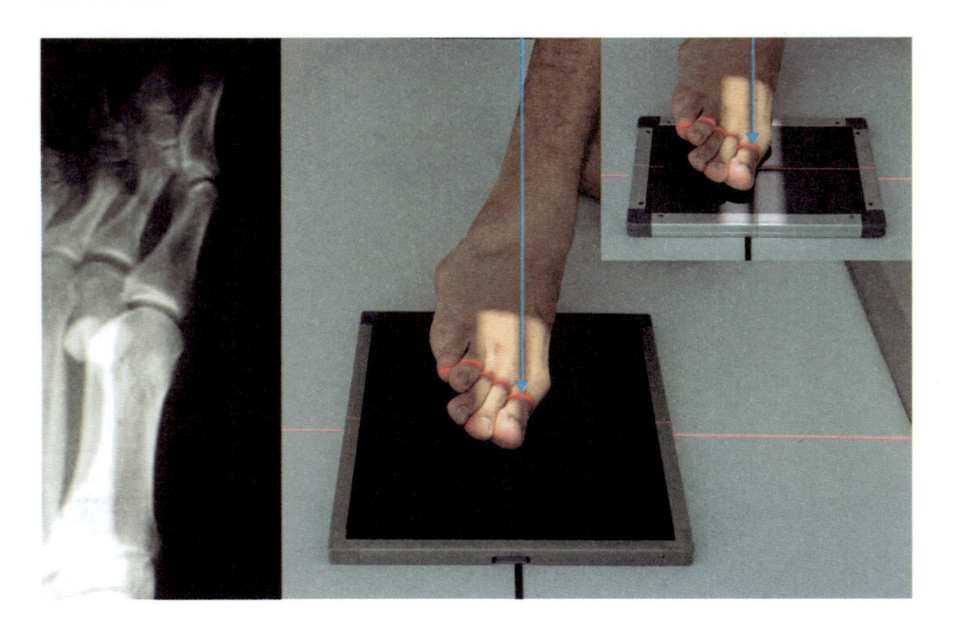

Antepé – frente

Indicações	Para visualização de fraturas, luxação, corpo estranho e doenças reumáticas e degenerativas.
Paciente	Sentado ou em DD, joelho em flexão, antepé de interesse centralizado sobre o chassi ou RI.
Raio central	⊥ orientado para o dorso do antepé, próximo à cabeça do 3° metatarso ou art. MTF do 3° dedo.
DFF/DFR	1 m (100 cm) – sem Bucky.
Chassi/RI	18 × 24 cm ÷ na transversal ou 8 × 10" na longitudinal.
Observações	O RC poderá sofrer uma angulação entre 5° e 10° no sentido cranial (quando o paciente tiver dedos em garras). **Visualização:** falanges, art. interfalangianas, 1/3 médio dos metatarsos e art. MTF (incluir todos os dedos do pé).

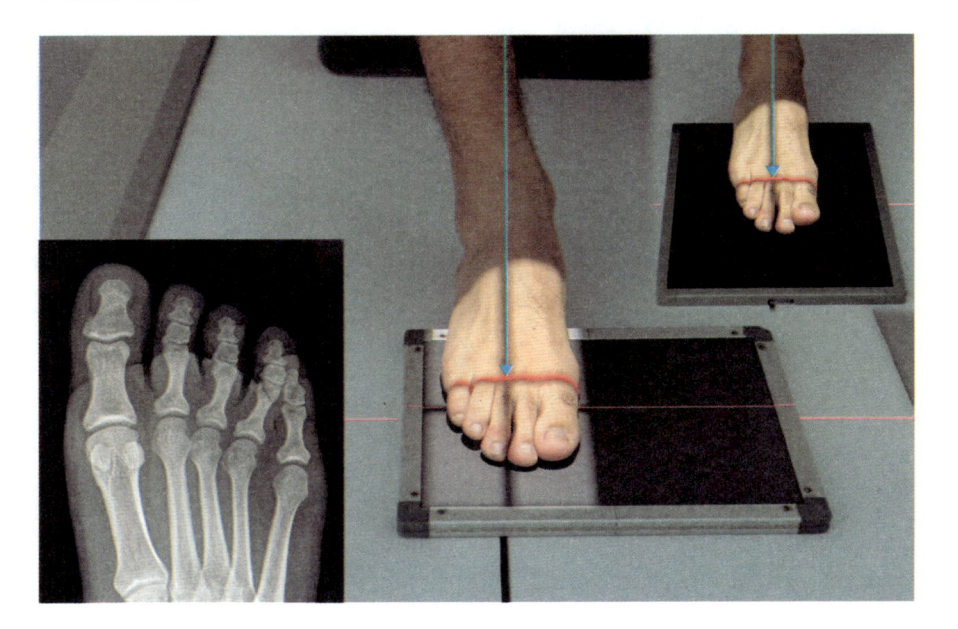

Antepé – oblíqua

Indicações	Para visualização de fraturas, luxação, corpo estranho e doenças reumáticas e degenerativas.
Paciente	Sentado ou em DD, joelho em flexão, antepé de interesse obliquado internamente ± 30° centralizado sobre o chassi ou RI.
Raio central	⊥ orientado para o dorso do antepé, próximo à cabeça do 3° metatarso ou art. MTF do 3° dedo.
DFF/DFR	1 m (100 cm) – sem Bucky.
Chassi/RI	18 × 24 cm ÷ na transversal ou 8 × 10" na longitudinal.
Observações	**Visualização:** falanges, art. interfalangianas, 1/3 média dos metatarsos e art. MTF (incluir todos os dedos do pé).

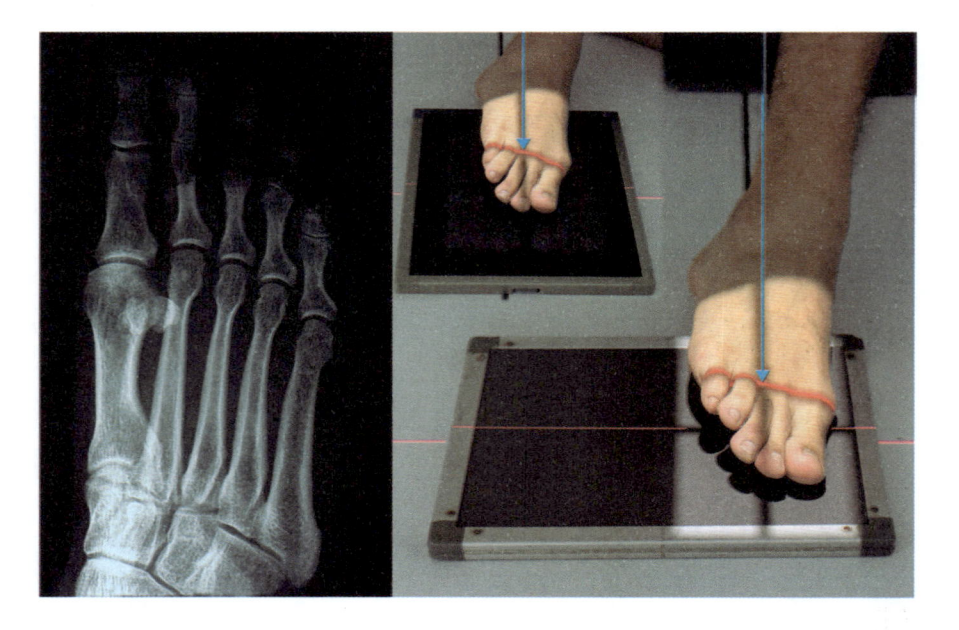

Antepé – perfil

Indicações	Para visualização de fraturas, luxação, corpo estranho e doenças reumáticas e degenerativas.
Paciente	Sentado ou em DL, joelho em flexão, antepé de interesse com o 5º dedo apoiado e centralizado em perfil sobre o chassi ou RI.
Raio central	⊥ orientado para a base do hálux, próximo ao centro do 1º metatarso. (Incidência médio lateral).
DFF/DFR	1 m (100 cm) – sem Bucky.
Chassi/RI	18 × 24 cm na longitudinal ou 8 × 10" na longitudinal.
Observações	O perfil deve ser absoluto. **Visualização:** falanges, art. interfalangianas, 1/3 média dos metatarsos e art. MTF (incluir todos os dedos do pé; as estruturas aparecerão sobrepostas).

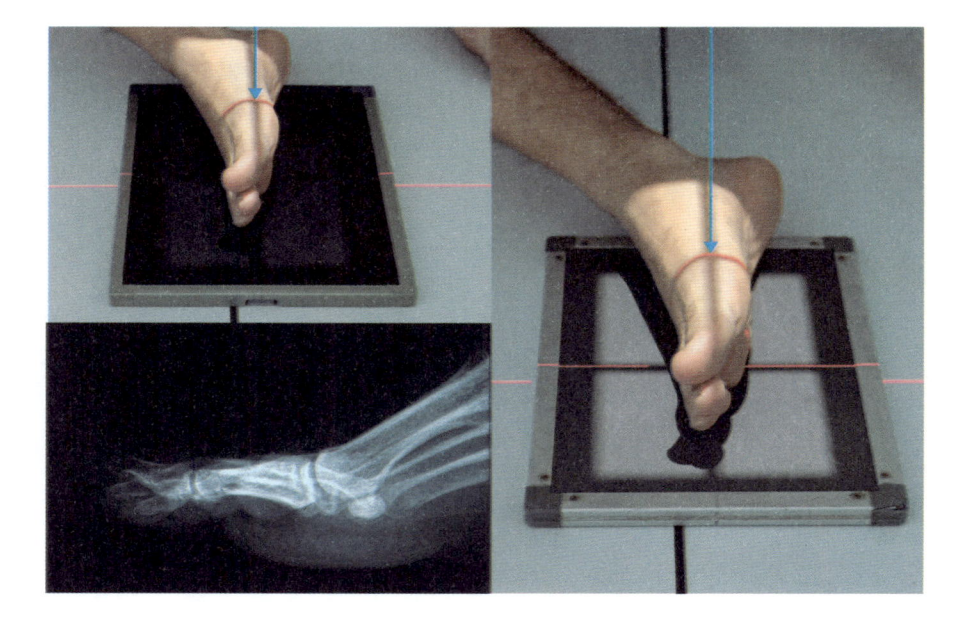

Sesamoides – axial/tangencial

Indicações	Para avaliação de fraturas ou lesão na primeira art. MTF.
Paciente	Sentado ou em DD, joelho estendido, pé em equino, base do calcâneo em 60° com a mesa, dedos em dorsiflexão, região dos sesamoides de interesse centralizada sobre o chassi ou RI.
Raio central	⊥ orientado para a cabeça do 1° metatarso, na direção do sesamoide.
DFF/DFR	1 m (100 cm) – sem Bucky.
Chassi/RI	18 × 24 cm ÷ na transversal ou 8 × 10" na longitudinal.
Observações	O RC poderá sofrer uma angulação de até 10° no sentido cranial. A incidência poderá ser realizada em PA. **Visualização:** sesamoides e cabeça dos metatarsos. Indicado para visualização do processo inflamatório dos sesamoides; o pé deve estar em equino e o paciente deverá fazer somente a dorsiflexão dos dedos.

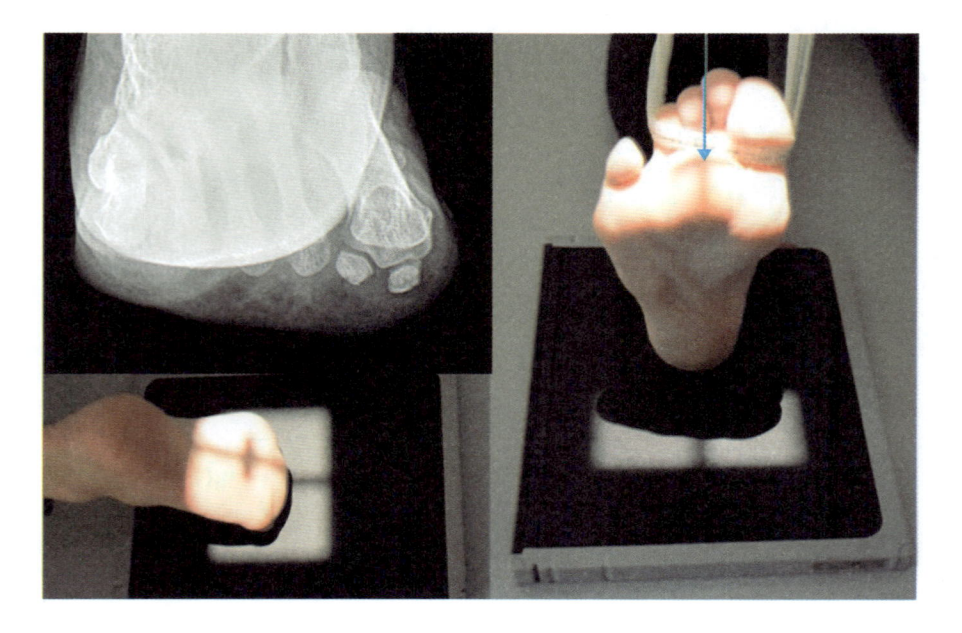

Pé – frente

Indicações	Para visualização de fraturas, luxação, corpo estranho e doenças reumáticas e degenerativas.
Paciente	Sentado ou em DD, joelho em flexão, pé a ser radiografado centralizado sobre o chassi ou RI.
Raio central	Com ângulo de 10° cranial, orientado para o dorso do pé; utilizar o 3° metatarso como referência.
DFF/DFR	1 m (100 cm) – sem Bucky.
Chassi/RI	24 × 30 cm ÷ na longitudinal ou 10 × 14" na longitudinal.
Observações	**Visualização:** falanges, metatarsos, cuneiformes, cuboide, navicular, talus e calcâneo sobrepostos. Deve-se manter o maior apoio do pé no chassi ou RI e a linha da perna alinhada com a linha do pé.

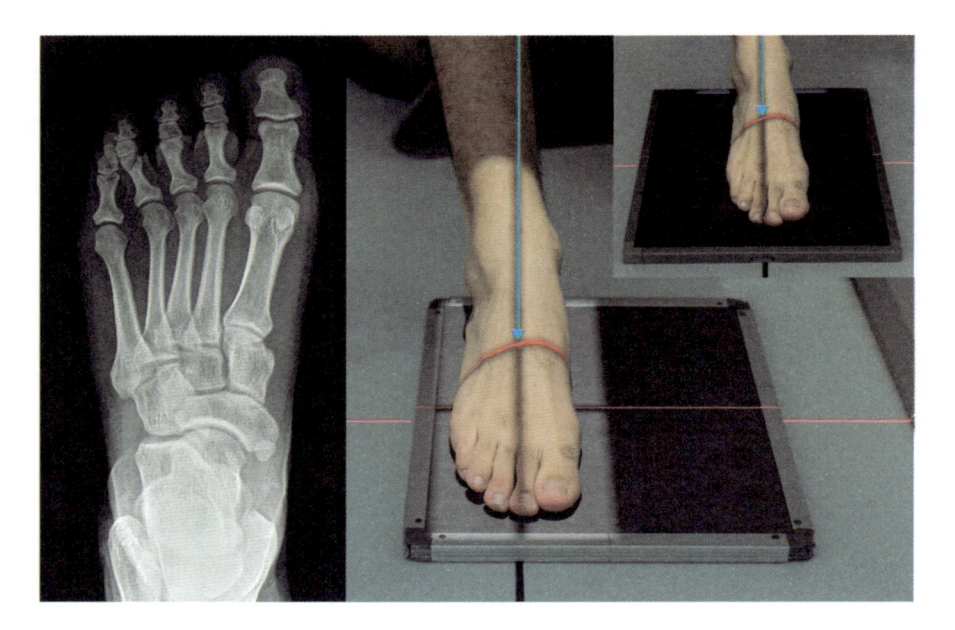

Pé – oblíquo

Indicações	Para visualização de fraturas, luxação, corpo estranho e doenças reumáticas e degenerativas.
Paciente	Sentado ou em DD, joelho em flexão, pé a ser radiografado centralizado sobre o chassi ou RI.
Raio central	Com ângulo de 10° cranial, orientado para o dorso do pé; utilizar o 3° metatarso como referência.
DFF/DFR	1 m (100 cm) – sem Bucky.
Chassi/RI	24 × 30 cm ÷ na longitudinal ou 10 × 14" na longitudinal.
Observações	**Visualização:** falanges, metatarsos, cuneiformes, cuboide, navicular, talus e calcâneo sobrepostos. Deve-se manter o maior apoio do pé no chassi ou RI e a linha da perna alinhada com a linha do pé.

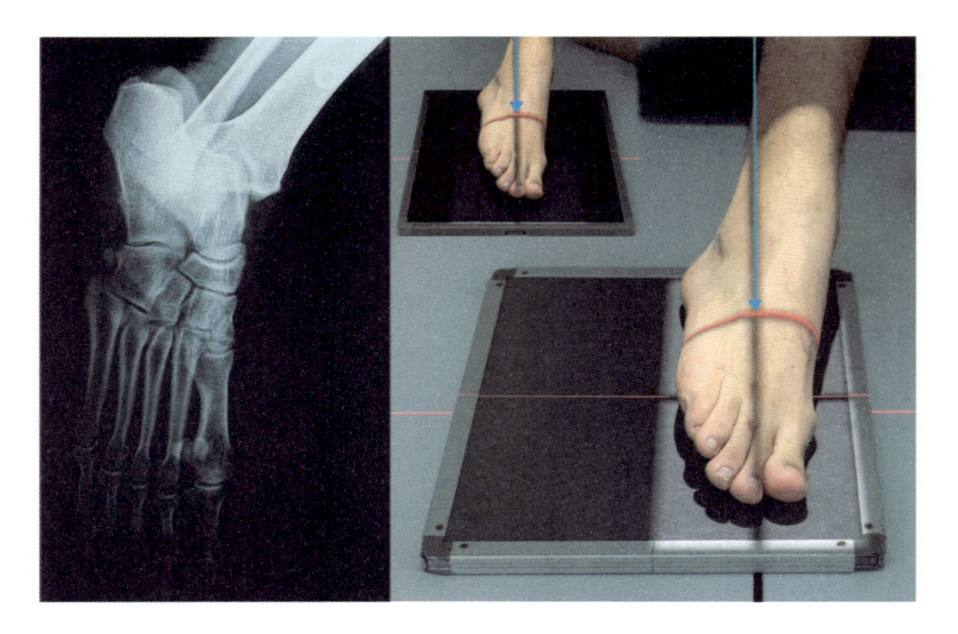

Pé – perfil

Indicações	Para visualização de fraturas, luxação, corpo estranho e doenças reumáticas e degenerativas.
Paciente	Sentado ou em DD, joelho em flexão, antepé obliquado internamente ± 45° e centralizado sobre o chassi.
Raio central	⊥ orientado para o dorso do pé (3° metatarso).
DFF/DFR	1 m (100 cm) – sem Bucky.
Chassi/RI	24 × 30 cm ÷ na longitudinal ou 8 × 10" na longitudinal.
Observações	Pé radiográfico: falange, metatarsos, cuboide, cuneiformes, navicular e calcâneo. Indicação igual à do "pé – frente". A base do 5° metatarso deverá estar livre de sobreposição.

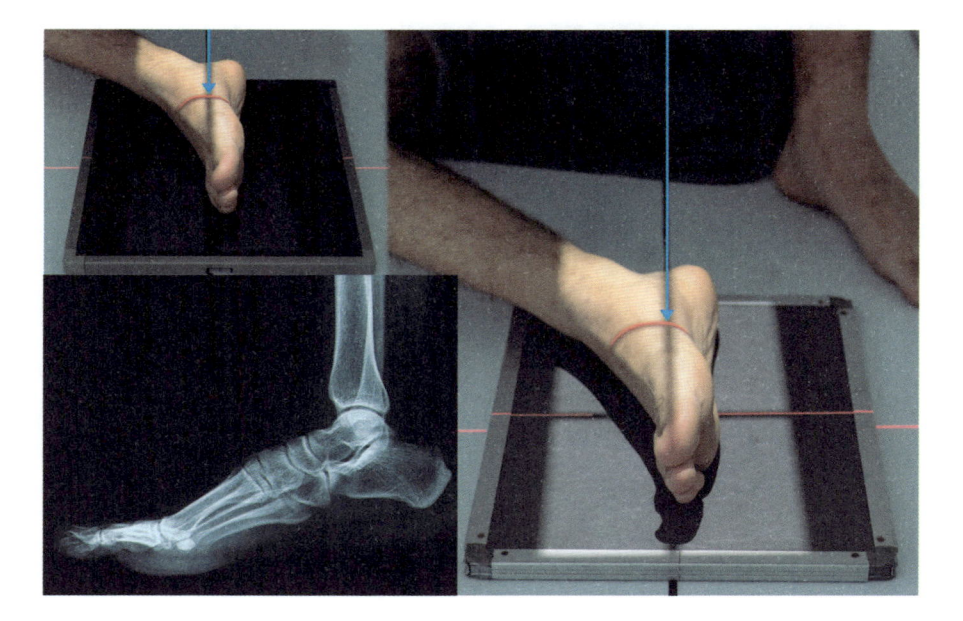

Pé com carga – frente

Indicações	Para visualização de má-formação do arco plantar (pé plano/pé cavo).
Paciente	Em ortostático, exercendo pressão corpórea por igual sobre os pés.
Raio central	Com ângulo de ± 10° cranial, orientado equidistante aos pés.
DFF/DFR	1 m (100 cm) – sem Bucky.
Chassi/RI	24 × 30 cm na longitudinal ou 10 × 14" na longitudinal.
Observações	Quando solicitado, pé com carga D/E; o RC deverá incidir no pé em questão. Pé radiográfico: falanges, metatarsos, cuneiformes, cuboide e navicular. Deve incluir calcanhar e talos.

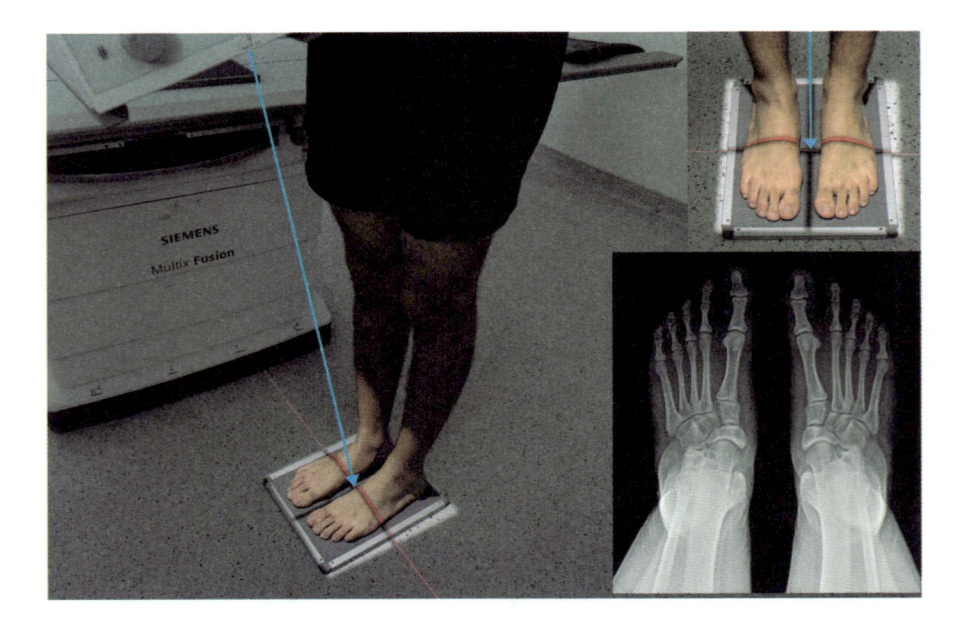

Pé com carga – perfil

Indicações	Para visualização de má-formação do arco plantar (pé plano/pé cavo).
Paciente	Em ortostático, exercendo pressão corpórea sobre o pé a ser radiografado.
Raio central	⊥ na horizontal, orientado para a lateral do pé (base do 5° metatarso).
DFF/DFR	1 m (100 cm) – sem Bucky.
Chassi/RI	24 × 30 cm ÷ longitudinalmente entre os pés.
Observações	Projeção lateral dos ossos do pé para estudo dos pés planos. A colimação deve incluir a articulação do tornozelo.

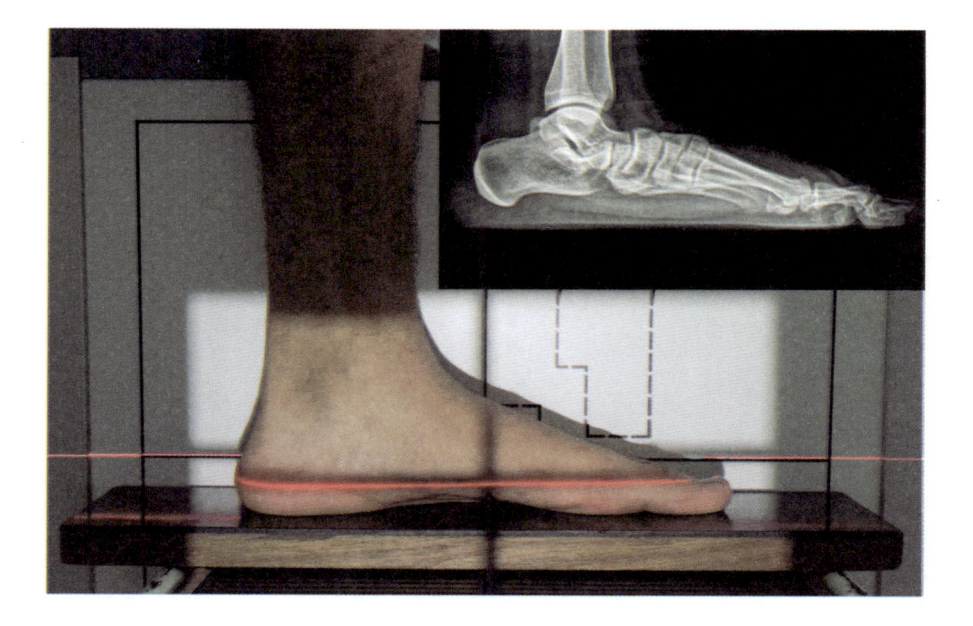

Calcâneo axial – ínfero-superior e súpero-inferior

Indicações	Para visualização de osteófitos, esporões e fraturas.
Paciente	**IS:** sentado ou em DD, perna em extensão, pé em dorsiflexão máxima, calcâneo centralizado sobre o chassi. **SI:** paciente em ortostático com calcâneo a ser radiografado no centro da metade do chassi 18 × 24; dar um passo à frente, com a perna contralateral, mantendo a dorsiflexão do pé a ser radiografado.
Raio central	**IS:** com ângulo de 40° cranial orientado para o centro do calcâneo. **SI:** RC 40° caudal 5 cm acima da região posterior do calcâneo.
DFF/DFR	1 m (100 cm) – sem Bucky.
Chassi/RI	18 × 24 cm ÷ na transversal ou 8 × 14" na longitudinal.
Observações	Incidência realizada com cilindro de extensão fechado ou colimação adequada. **Visualização:** calcâneo e articulações adjacentes.

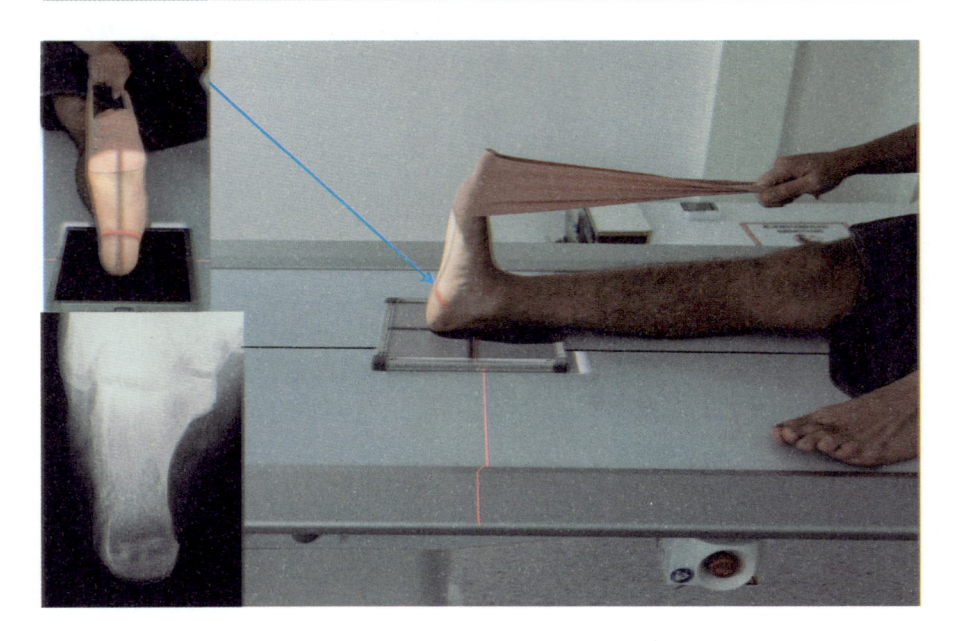

Calcâneo – perfil

Indicações	Para visualização de osteófitos, esporões e fraturas.
Paciente	Sentado ou em DL, perna em extensão, pé em dorsiflexão, calcâneo centralizado em perfil sobre o chassi.
Raio central	⊥ orientado para o centro do calcâneo.
DFF/DFR	1 m (100 cm) – sem Bucky.
Chassi/RI	18 × 24 cm ÷ na transversal.
Observações	Incidência realizada com cilindro de extensão fechado ou colimação adequada. **Visualização:** calcâneo e articulações adjacentes.

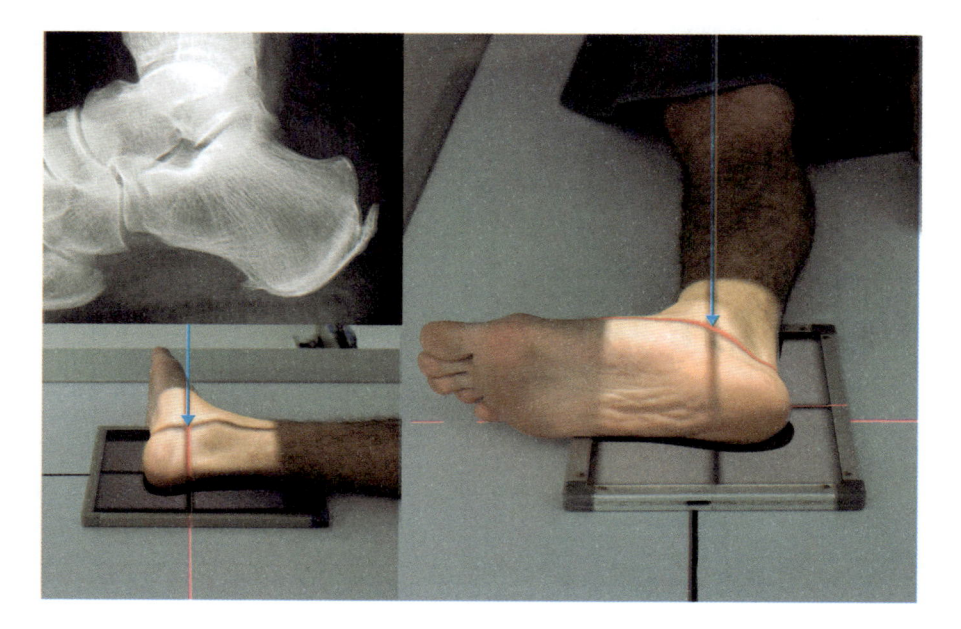

Tornozelo – frente

Indicações	Para visualização de traumas, fraturas, entorses, luxações e doenças degenerativas.
Paciente	Sentado ou em DD, perna em extensão, pé em dorsiflexão de 90° e discreta rotação interna centralizado sobre o chassi.
Raio central	⊥ orientado para a articulação do tornozelo.
DFF/DFR	1 m (100 cm) – sem Bucky.
Chassi/RI	18 × 24 cm ÷ na transversal ou 8 × 10" na longitudinal.
Observações	**Visualização:** articulação do tornozelo, parte distal da tíbia e fíbula. Pode ser radiografado com 15° de rotação interna – incidência do "encaixe".

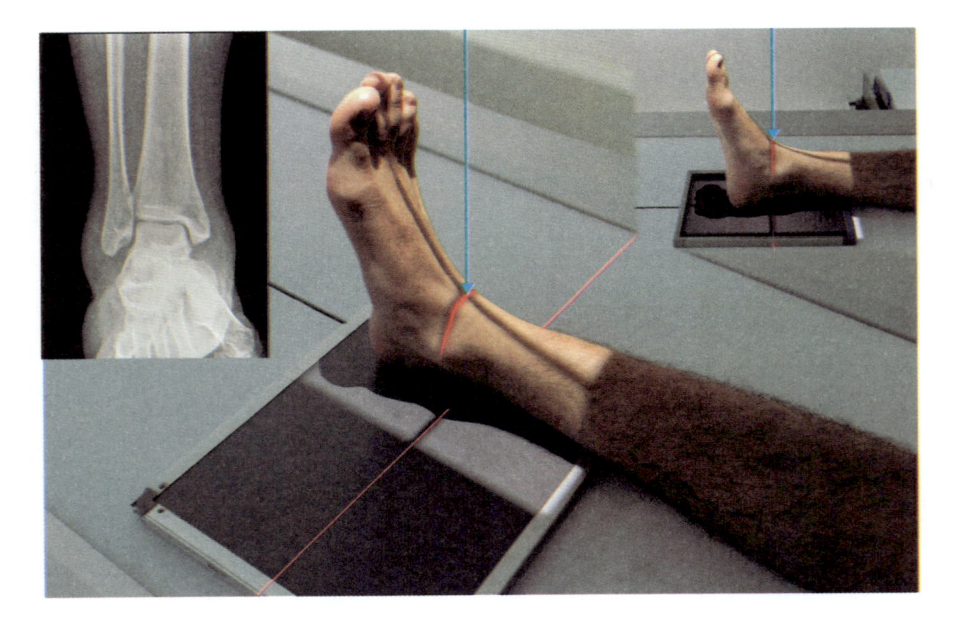

Tornozelo – perfil

Indicações	Para visualização de traumas, fraturas, entorses, luxações e doenças degenerativas.
Paciente	Sentado ou em DL, perna em extensão/semiflexão, tornozelo em dorsiflexão de 90° e centralizado em perfil sobre o chassi ou RI.
Raio central	⊥ orientado para a articulação do tornozelo.
DFF/DFR	1 m (100 cm) – sem Bucky.
Chassi/RI	18 × 24 cm ÷ na transversal ou 8 × 10" na longitudinal.
Observações	Tornozelo radiográfico: articulação do tornozelo, parte distal da tíbia e fíbula, talus e calcâneo.

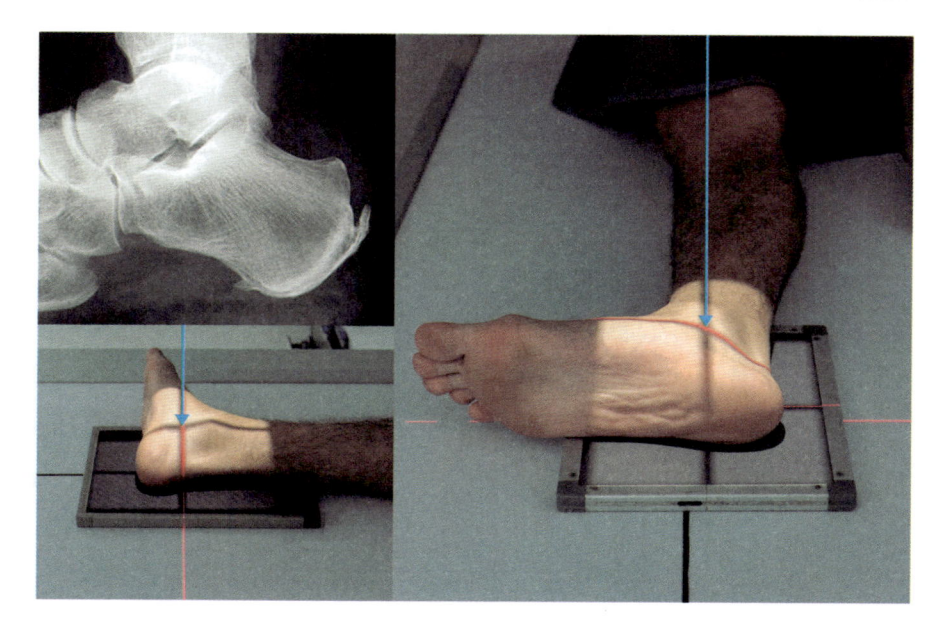

Tornozelo – oblíqua interna e externa

Indicações	Para visualização de traumas, fraturas, entorses, luxações e doenças degenerativas.
Paciente	Sentado ou em DD, perna em extensão, pé a 90°, obliquidade interna e externa de 45°, centralizado sobre o chassi.
Raio central	⊥ orientado para a articulação do tornozelo.
DFF/DFR	1 m (100 cm) – sem Bucky.
Chassi/RI	18 × 24 cm ÷ na transversal.
Observações	**Visualização:** articulação do tornozelo e maléolo fibular na oblíqua interna e maléolo tibial na oblíqua externa.

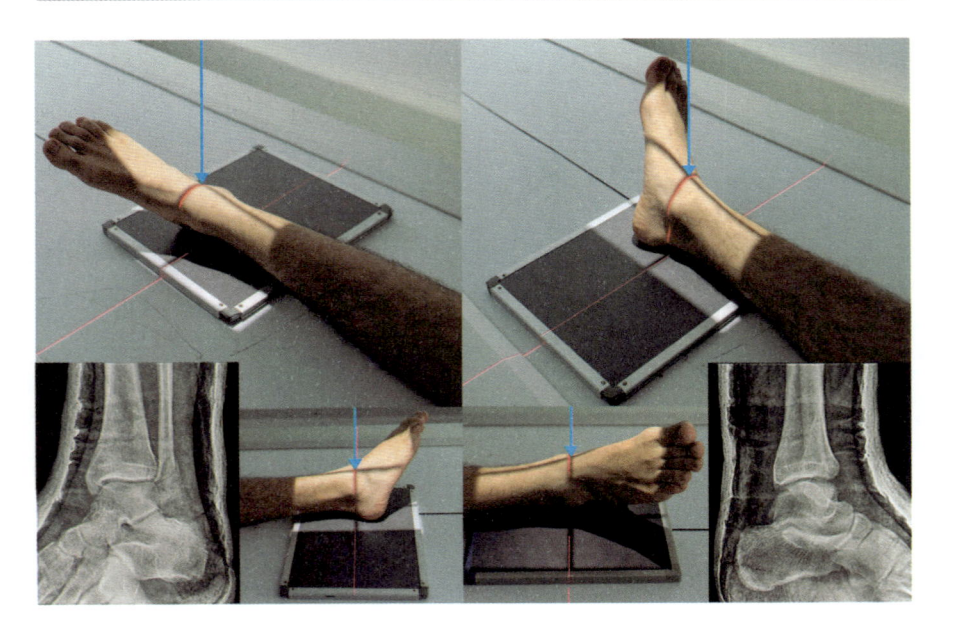

Perna – frente

Indicações	Para visualização de fraturas, corpo estranho e outros.
Paciente	Sentado ou em DD, perna em extensão, pé em dorsiflexão de 90° e discreta rotação interna; perna centralizada sobre o chassi ou RI.
Raio central	⊥ orientado para o centro da perna.
DFF/DFR	1 m (100 cm) – com ou sem Bucky.
Chassi/RI	30 × 40 cm/35 × 43 cm ÷ na longitudinal ou 14 × 18" na longitudinal.
Observações	Poderá ser utilizado chassi panorâmico na diagonal; poderá ser feita também incidência comparativa com RC equidistante e incidência em ortostático. **Visualização:** tíbia, fíbula, articulação do joelho e tornozelo.

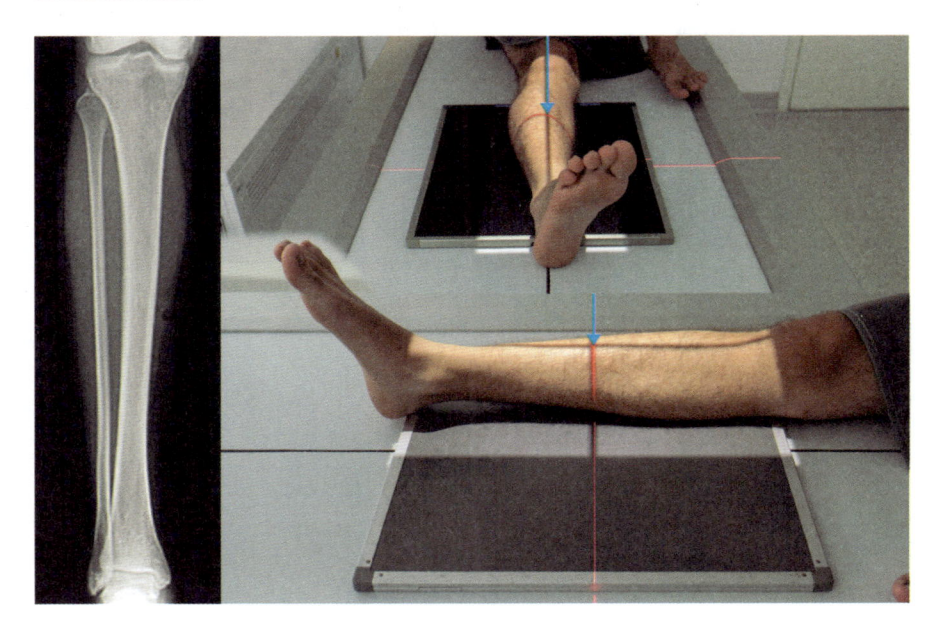

Perna – perfil

Indicações	Para visualização de fraturas, corpo estranho e outros.
Paciente	Sentado ou em DL, perna em extensão/semiflexão, tornozelo em dorsiflexão, perna centralizada em perfil sobre o chassi.
Raio central	⊥ orientado para a diáfise da perna.
DFF/DFR	1 m (100 cm) – com ou sem Bucky.
Chassi/RI	30 × 40 cm/35 × 43 cm ÷ na longitudinal ou 14 × 18" na longitudinal.
Observações	Poderá ser realizada incidência em ortostático. **Visualização:** tíbia, fíbula, articulação do joelho e tornozelo.

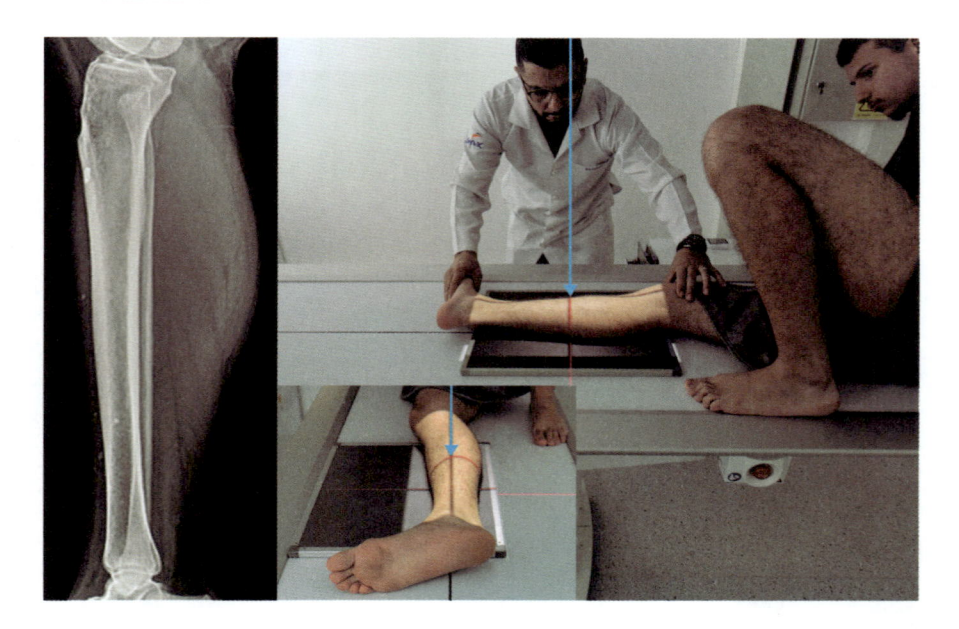

Joelho – frente

Indicações	Para visualização de fraturas, traumas, luxações e doenças degenerativas.
Paciente	Sentado/ortostático ou em DD, joelho em extensão, discreta rotação interna, posicionado sobre a LCM.
Raio central	⊥ orientado para articulação do joelho (ápice da patela).
DFF/DFR	1 m (100 cm) – com Bucky.
Chassi/RI	18 × 24 cm na longitudinal, 24 × 30 cm ÷ na transversal ou 8 × 10" na longitudinal.
Observações	Poderá ser realizada incidência comparativa. **Visualização:** 1/3 distal do fêmur, 1/3 proximal da tíbia e fíbula, patela e articulação do joelho.

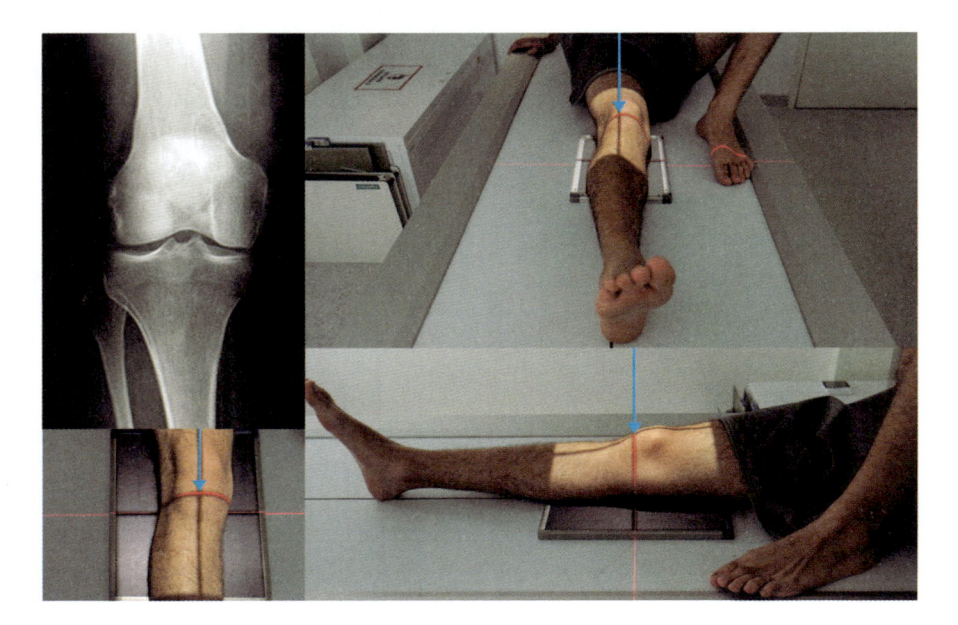

Joelho – perfil

Indicações	Para visualização de fraturas, traumas, luxações e doenças degenerativas.
Paciente	Em DL ou ortostático, joelho em semiflexão posicionado sobre a LCM.
Raio central	Com ângulo de ± 10° cranial, orientado para a articulação do joelho. A angulação do RC, aliada ao posicionamento correto, auxilia na sobreposição dos côndilos femorais.
DFF/DFR	1 m (100 cm) – com Bucky.
Chassi/RI	18 × 24 cm na longitudinal/24 × 30 cm ÷ na transversal, posicionado em relação ao RC, ou 8 × 10" na longitudinal.
Observações	**Visualização:** 1/3 distal do fêmur, 1/3 proximal da tíbia e fíbula, patela e articulação do joelho.

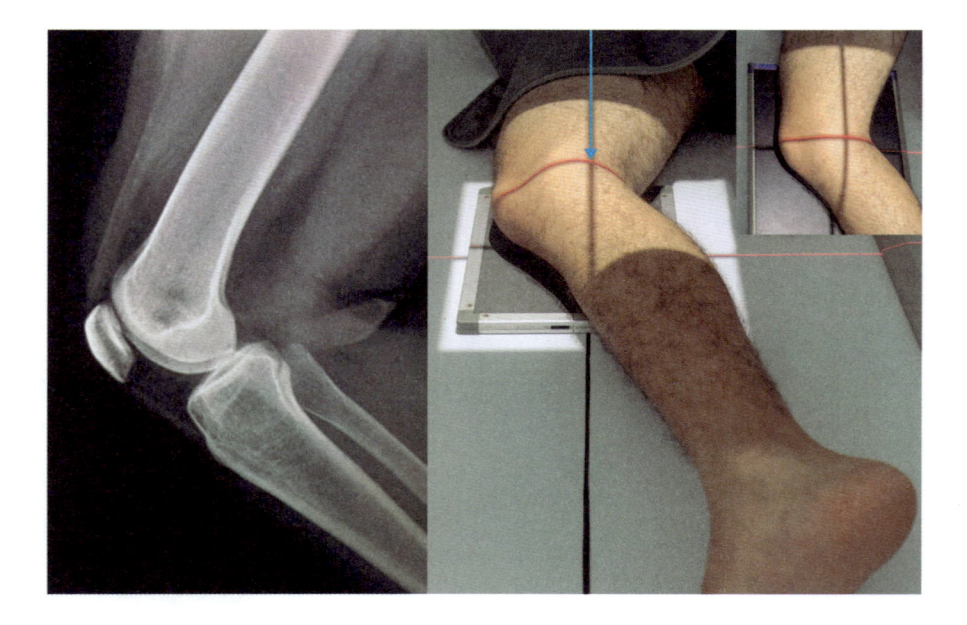

Joelho – frente com carga comparativo

Indicações	Para visualização de lesão meniscal e doenças degenerativas.
Paciente	Em ortostático, joelhos estendidos, exercendo pressão corpórea, centralizados na LCE.
Raio central	⊥ na horizontal, orientado entre os joelhos no nível das articulações.
DFF/DFR	1 m (100 cm) – com Bucky.
Chassi/RI	24 × 30 cm/30 × 40 cm na transversal.
Observações	Poderá ser realizada incidência com apoio monopodálico (quando solicitado). **Visualização:** 1/3 distal do fêmur, 1/3 proximal da tíbia e fíbula, patela, articulação do joelho e espaços articulares.

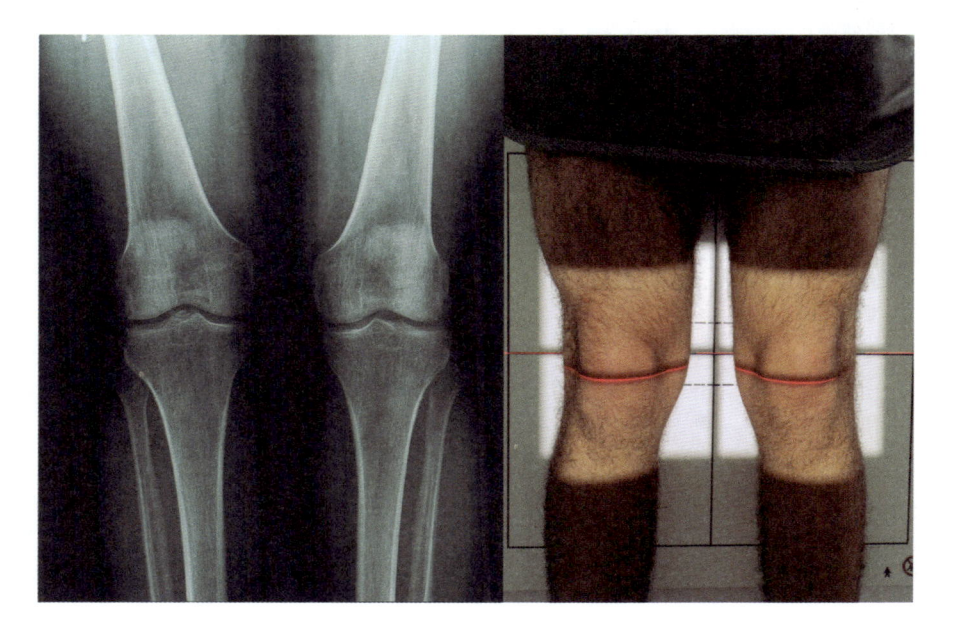

Joelho axial PA – fossa intercondiliana (túnel)

Indicações	Para visualização de fraturas intercondilianas.
Paciente	Em DV, joelho em flexão posicionado sobre a LCM e perna angulada aproximadamente 45° em relação à mesa.
Raio central	⊥ orientado para a articulação do joelho.
DFF/DFR	1 m (100 cm) – com Bucky.
Chassi/RI	18 × 24 cm na longitudinal ou 8 × 10" na longitudinal.
Observações	**Visualização:** fossa intercondiliana, côndilos femorais e tibiais.

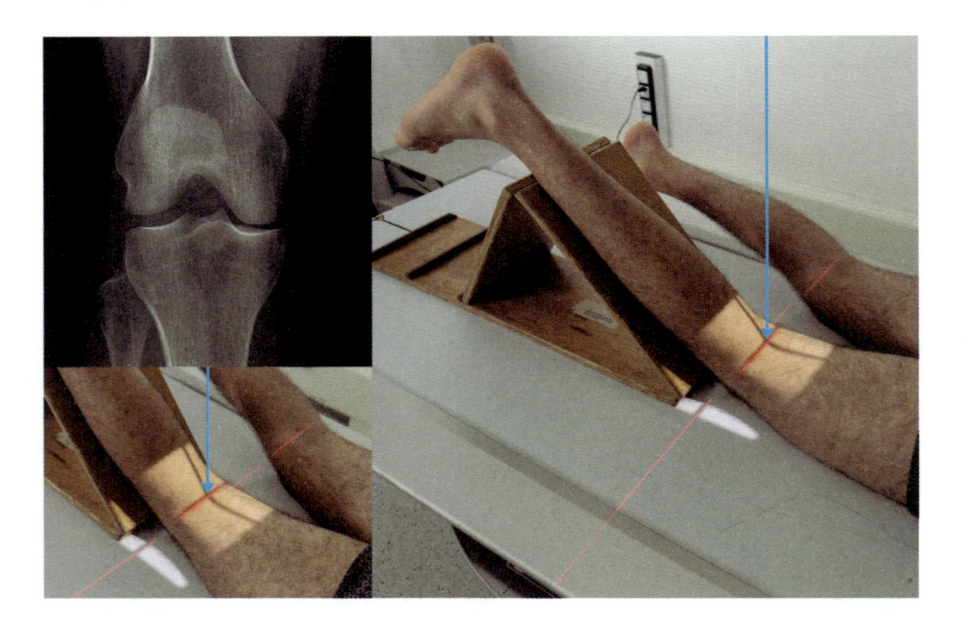

Joelho – Rosemberg

Indicações	Para visualização de fraturas, doenças degenerativas e outras.
Paciente	Em ortostático, joelho em flexão a 45° com a face anterior centralizada e posicionada sobre a LCE.
Raio central	Com ângulo de ± 10° caudal, orientado para a articulação do joelho; quando comparativo, usar RC equidistante.
DFF/DFR	1 m (100 cm) – com Bucky.
Chassi/RI	18 × 24 cm na longitudinal ou 8 × 10" na longitudinal.
Observações	**Visualização:** planalto/platô tibial.

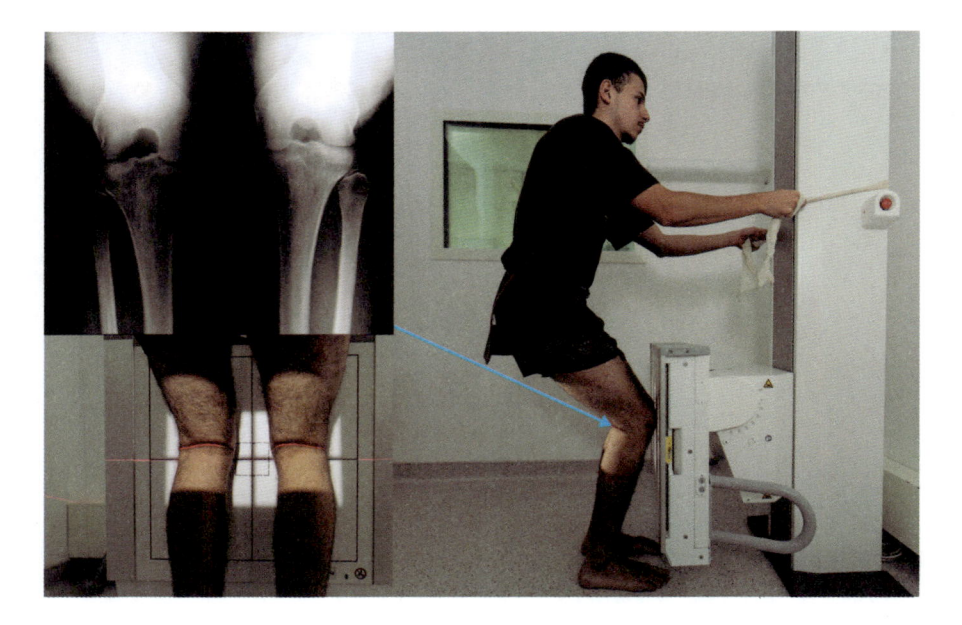

Patela – frente

Indicações	Para visualização de trauma e fratura.
Paciente	Sentado ou em DD, joelho em extensão, discreta rotação interna, centralizado sobre a LCM.
Raio central	⊥ orientado para o centro da patela.
DFF/DFR	1 m (100 cm) – com Bucky.
Chassi/RI	18 × 24 cm na longitudinal ou 10 × 14" na longitudinal.
Observações	Incidência realizada com cilindro ou colimação adequada. **Visualização:** base, corpo, ápice e margens da patela.

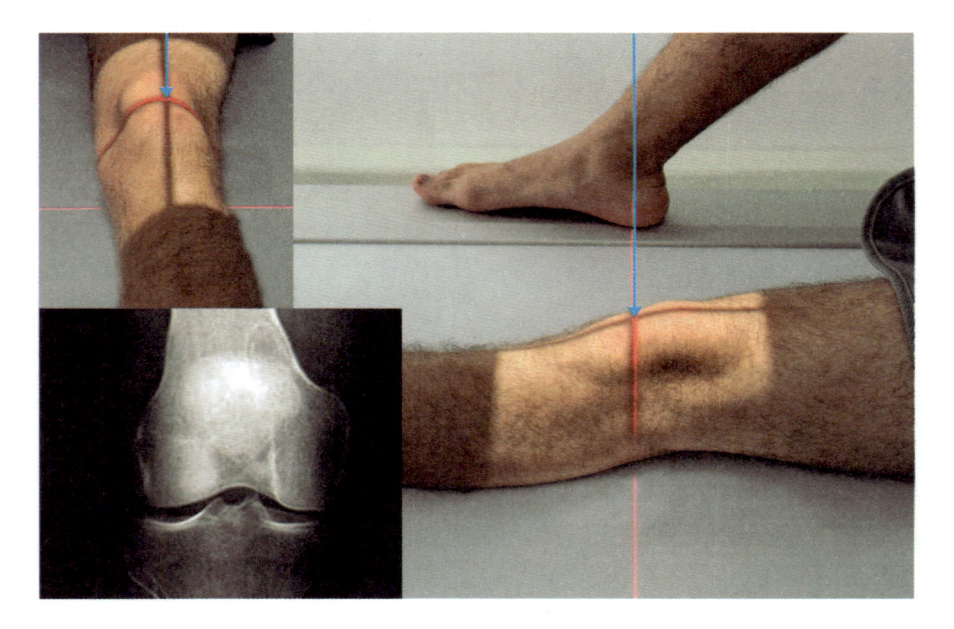

Patela – perfil

Indicações	Para visualização de trauma e fratura.
Paciente	Em DL, joelho em semiflexão posicionado sobre a LCM.
Raio central	⊥ orientado para o centro da patela.
DFF/DFR	1 m (100 cm) – com Bucky.
Chassi/RI	24 × 30 cm ÷ na transversal, para contemplar a rotina, ou 8 × 10" na longitudinal.
Observações	Incidência realizada com cilindro ou colimação adequada. **Visualização:** base, corpo, ápice e margens da patela.

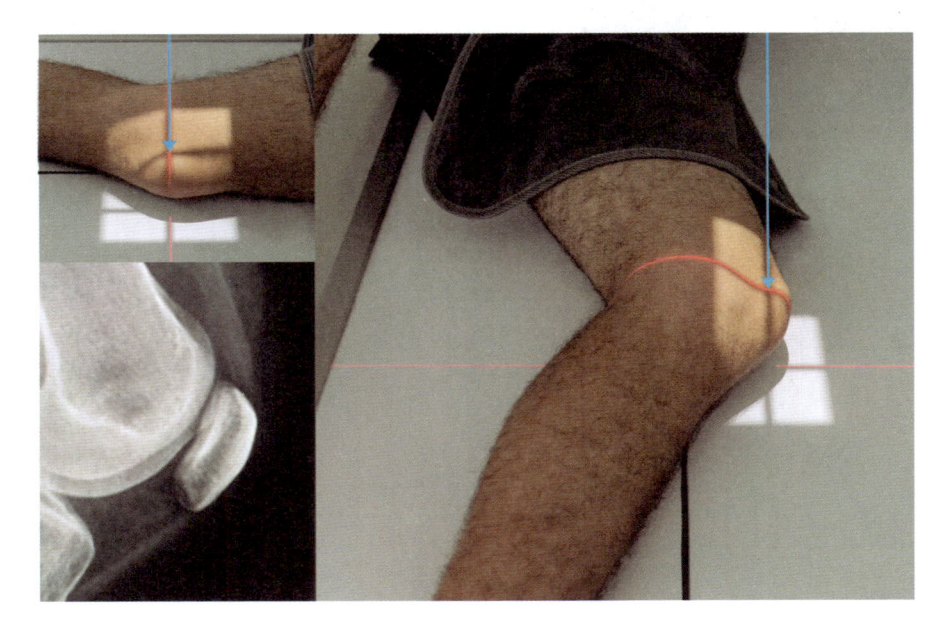

Patela axial – AP

Indicações	Para visualização de trauma e fratura.
Paciente	Sentado ou em DD, joelho em flexão de 90°.
Raio central	Com ângulo de ± 30° cranial na horizontal, orientado para tuberosidade anterior da tíbia.
DFF/DFR	1 m (100 cm) – com Bucky.
Chassi/RI	18 × 24 cm ÷ na transversal ou 8 × 10" na longitudinal.
Observações	**Visualização:** patela e espaço articular patelofemoral.

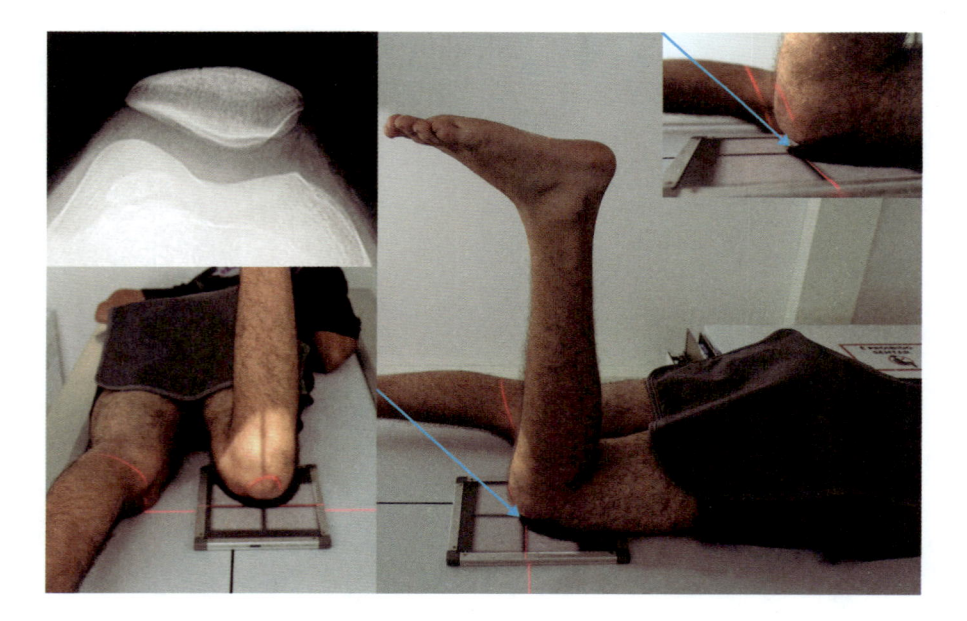

Fêmur – frente

Indicações	Para visualização de trauma, fratura e doenças ósseas.
Paciente	Em DDH, quadril e joelho em extensão e rotação interna, posicionados sobre a LCM.
Raio central	⊥ orientado para a diáfise do fêmur.
DFF/DFR	1 m (100 cm) – com Bucky.
Chassi/RI	30 × 40 cm/35 × 43 cm ÷ na longitudinal, com a borda superior incluindo o acetábulo, ou 14 × 18" na longitudinal.
Observações	Quando não for possível incluir as duas articulações (do quadril e do joelho) em um mesmo filme, radiografar a articulação do quadril na incidência frente do fêmur, deixando a articulação do joelho para a incidência de fêmur perfil. **Visualização:** fêmur inteiro, cabeça, colo e trocânteres.

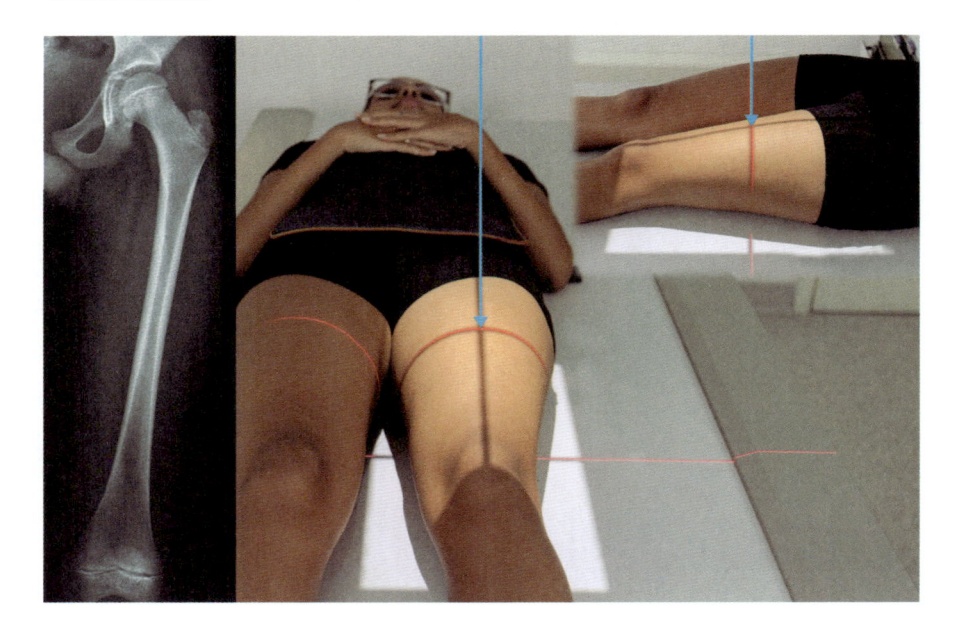

Fêmur – perfil

Indicações	Para visualização de trauma, fratura e doenças ósseas.
Paciente	Em DL, joelho em semiflexão/extensão posicionado sobre a LCM.
Raio central	⊥ orientado para a diáfise do fêmur.
DFF/DFR	1 m (100 cm) – com Bucky.
Chassi/RI	30 × 40 cm/35 × 43 cm ÷ na longitudinal, com a borda superior incluindo o acetábulo, ou 14 × 18" na longitudinal.
Observações	Quando não for possível incluir as duas articulações (do quadril e do joelho) no mesmo filme, radiografar a articulação do quadril na incidência de frente do fêmur, deixando a articulação do joelho para a incidência de fêmur perfil. **Visualização:** fêmur inteiro. Indicação igual à do "fêmur – frente".

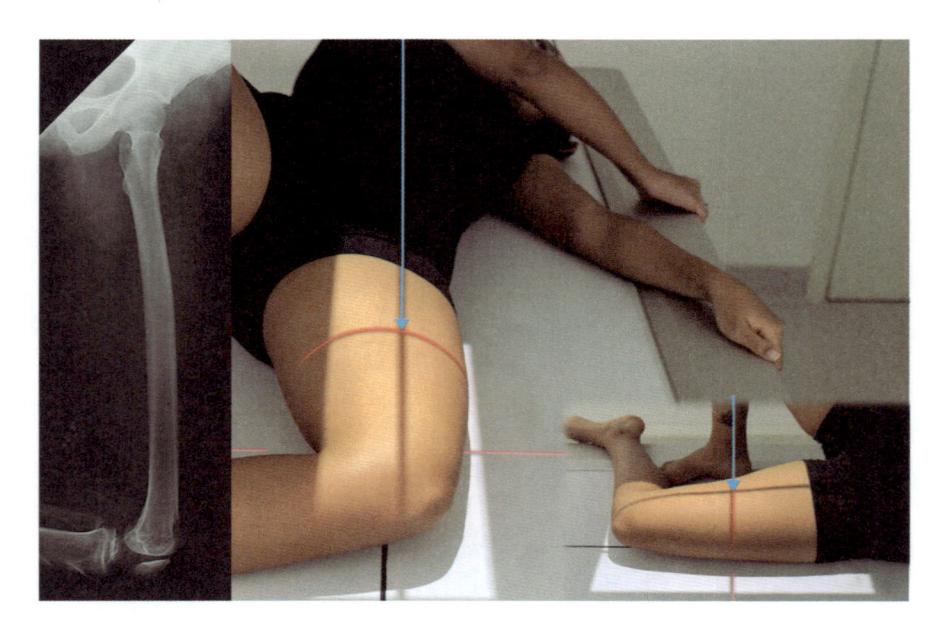

Bacia – frente

Indicações	Para visualização de trauma e fratura.
Paciente	Em DDH, ou ortostático, MMII em extensão e rotação interna, com o plano médio posicionado sobre a LCM, MMSS estendidos e abduzidos ao corpo.
Raio central	⊥ no centro da pelve, orientado para as articulações coxofemorais.
DFF/DFR	1 m (100 cm) – com Bucky.
Chassi/RI	30 × 40 cm na transversal ou 14 × 18" na transversal, posicionado em relação às cristas do osso ilíaco.
Observações	Selecionar o filme de acordo com o porte físico do paciente. **Visualização:** acetábulo, cabeça e colo do fêmur e área trocantérica.

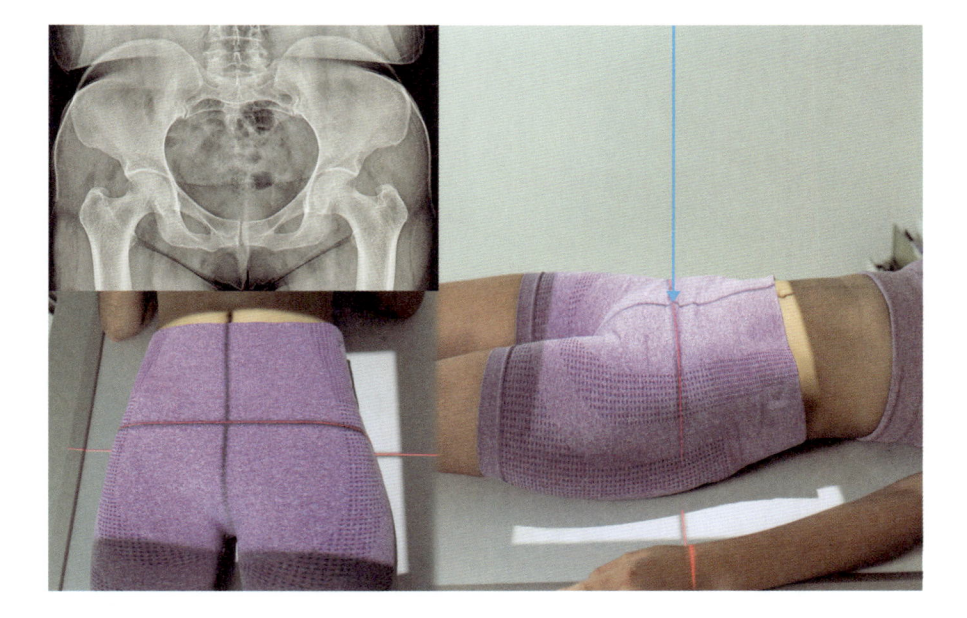

Bacia – Lowenstein/método de rã

Indicações	Para visualização de luxações congênitas do quadril.
Paciente	Em DD, quadris e joelho em flexão e abdução, com plano médio posicionado sobre a LCM, MMSS estendidos e abduzidos ao corpo.
Raio central	⊥ no centro da pelve, orientado ao nível das articulações coxofemorais.
DFF/DFR	1 m (100 cm) – com Bucky.
Chassi/RI	30 × 40 cm na transversal ou 14 × 18" na transversal, posicionado em relação às cristas do osso ilíaco.
Observações	Selecionar o filme de acordo com o porte físico do paciente. **Visualização:** acetábulo, cabeça e colo do fêmur.

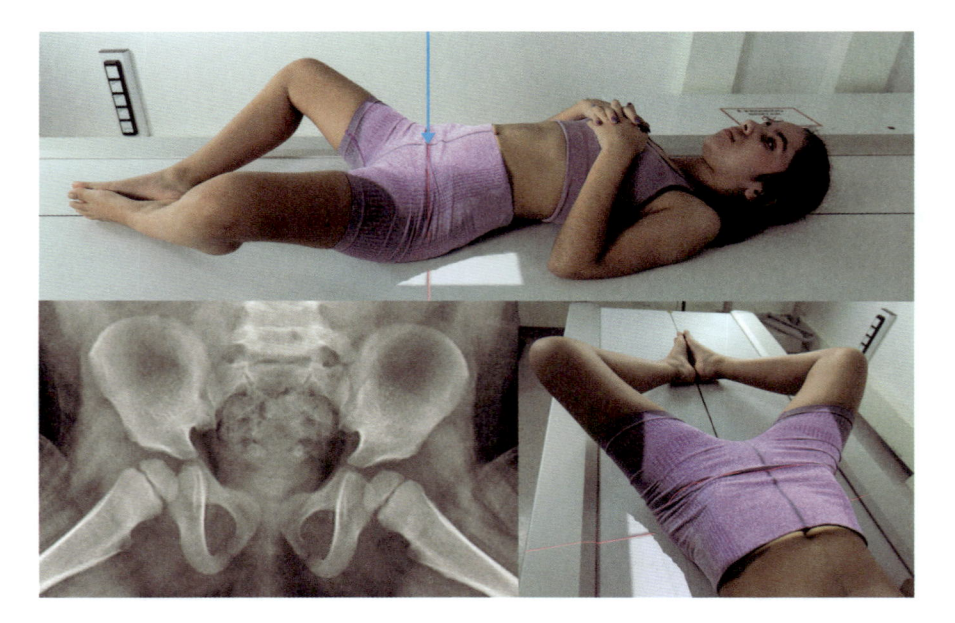

Bacia – Van Rosen AP

Indicações	Para visualização de má-formação congênita da art. coxofemoral.
Paciente	Em DDH, MMII em extensão, abdução a 45°, ou seja, 25° para cada lado em relação à LCM, e rotação interna, com o plano médio posicionado sobre a LCM, MMSS estendidos e abduzidos ao corpo.
Raio central	⊥ no centro da pelve, orientado ao nível das articulações coxofemorais.
DFF/DFR	1 m (100 cm) – com Bucky.
Chassi/RI	30 × 40 cm na transversal ou 14 × 18" na transversal, posicionado em relação às cristas do osso ilíaco.
Observações	Selecionar o filme de acordo com o porte físico do paciente. **Visualização:** acetábulo, cabeça e colo do fêmur e área trocantérica.

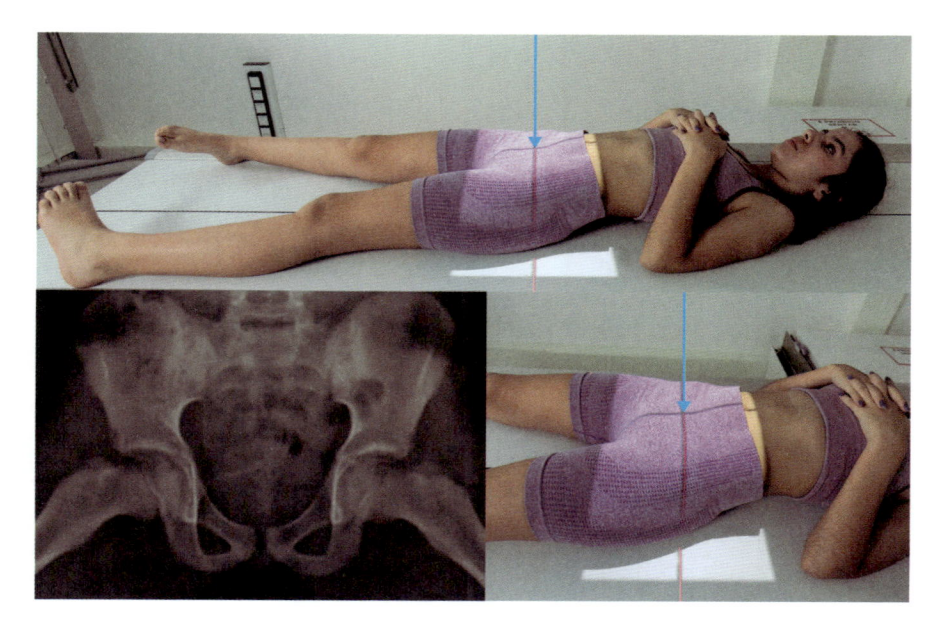

Bacia – axial (in let/out let)

Indicações	Para visualização de fratura e luxação dos ossos púbicos em isquiáticos.
Paciente	Em DDH, MMII em extensão, com o plano médio posicionado sobre a LCM, MMSS estendidos e abduzidos ao corpo.
Raio central	Com ângulo de 30° cranial e/ou caudal, orientado para 5 cm abaixo e/ou acima da borda superior da sínfise pubiana.
DFF/DFR	1 m (100 cm) – com Bucky.
Chassi/RI	30 × 40 cm na transversal ou 14 × 18" na transversal, posicionado em relação ao RC.
Observações	**Visualização:** ílio, ísquio e púbis.

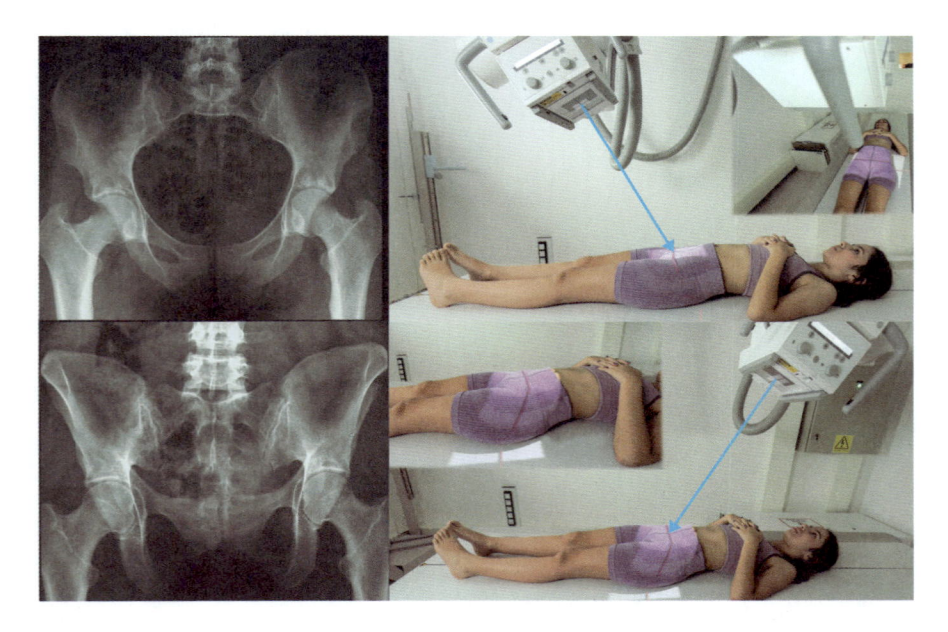

Bacia – oblíqua (alar e obturatriz)

Indicações	Para visualização de fraturas e luxações.
Paciente	Em D lateralizado, com o PMS obliquado a ± 45°. Alar = quadril e joelho em flexão e abdução. Obturatriz = membro inferior em extensão sobre o membro oposto.
Raio central	⊥ orientado para a articulação do quadril.
DFF/DFR	1 m (100 cm) – com Bucky.
Chassi/RI	24 × 30 cm na longitudinal, 30 × 40 cm na transversal para uma única incidência, ou 10 × 14" transversalmente em relação ao RC.
Observações	Alar: lado a ser radiografado fica mais próximo da mesa. Obturatriz: lado a ser radiografado fica mais distante da mesa. **Visualização:** acetábulo em perfil e forame obturado.

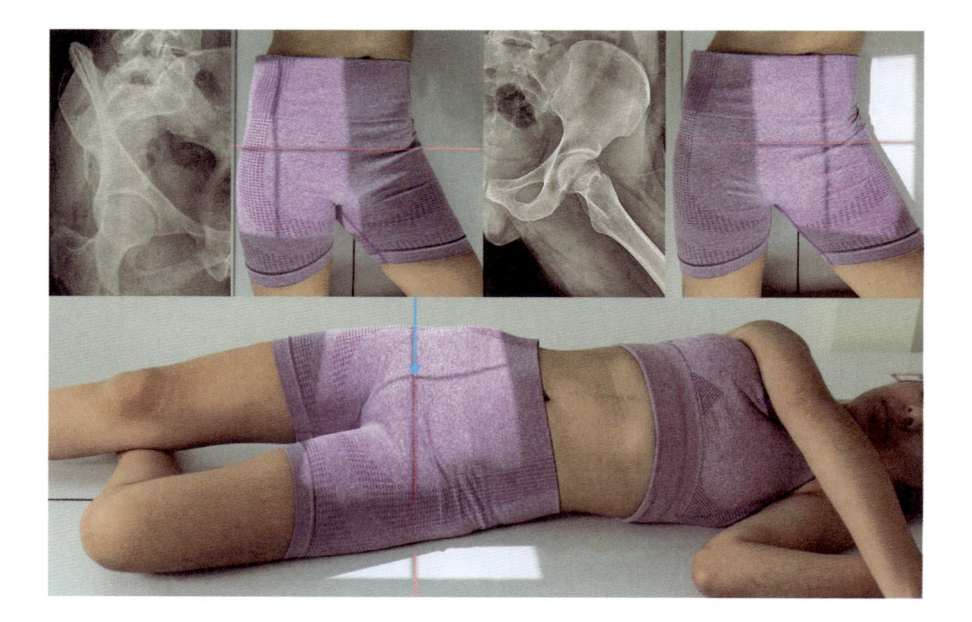

Quadril – frente

Indicações	Para visualização de fraturas, luxações e doenças degenerativas.
Paciente	Em DDH, MMII em extensão e rotação interna; centralizar o quadril de interesse sobre a LCM.
Raio central	⊥ orientado para a articulação do quadril.
DFF/DFR	1 m (100 cm) – com Bucky.
Chassi/RI	24 × 30 cm na longitudinal ou 10 × 14" na longitudinal, posicionado em relação à crista ilíaca.
Observações	Acetábulo, cabeça e colo do fêmur e trocânteres maior e menor, 1/3 proximal do fêmur.

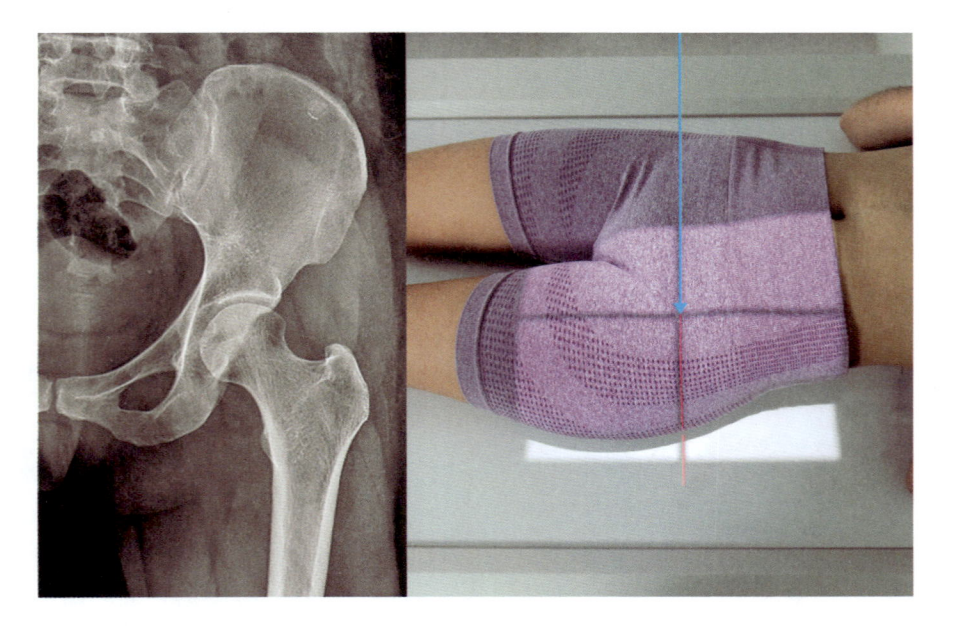

Quadril – perfil

Indicações	Para visualização de fraturas, luxações e doenças degenerativas.
Paciente	Em DDL, quadril e joelho em flexão, abdução, centralizado sobre a LCM.
Raio central	⊥ orientado para articulação do quadril.
DFF/DFR	1 m (100 cm) – com Bucky.
Chassi/RI	24 × 30 cm na longitudinal ou 10 × 14" na longitudinal, posicionado em relação à crista ilíaca.
Observações	**Visualização:** acetábulo em perfil, cabeça, colo e área trocantérica do fêmur. Indicação igual à do "quadril – frente". (Cleaves modificado).

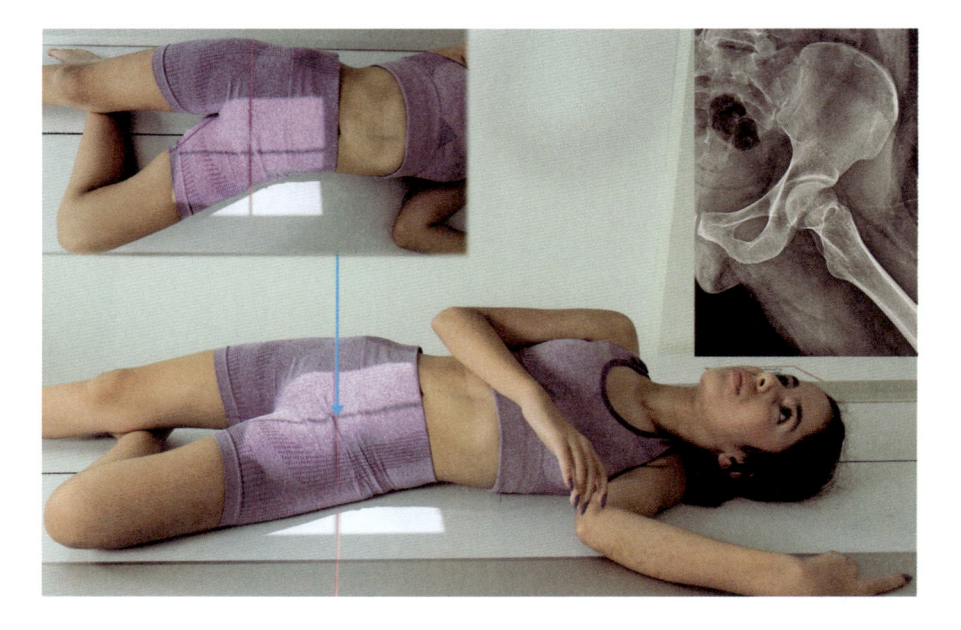

Articulação coxofemoral – frente

Indicações	Para visualização de fraturas, luxações e doenças degenerativas.
Paciente	Em DDH, MMII em extensão e rotação interna; centralizar o quadril de interesse sobre a LCM.
Raio central	⊥ orientado para a art. coxofemoral.
DFF/DFR	1 m (100 cm) – com Bucky.
Chassi/RI	24 × 30 cm ÷ na transversal para as duas incidências de rotina, ou 8 × 10" na transversal.
Observações	Incidência realizada com cilindro de extensão. **Visualização:** acetábulo, cabeça e colo do fêmur (art. coxofemoral).

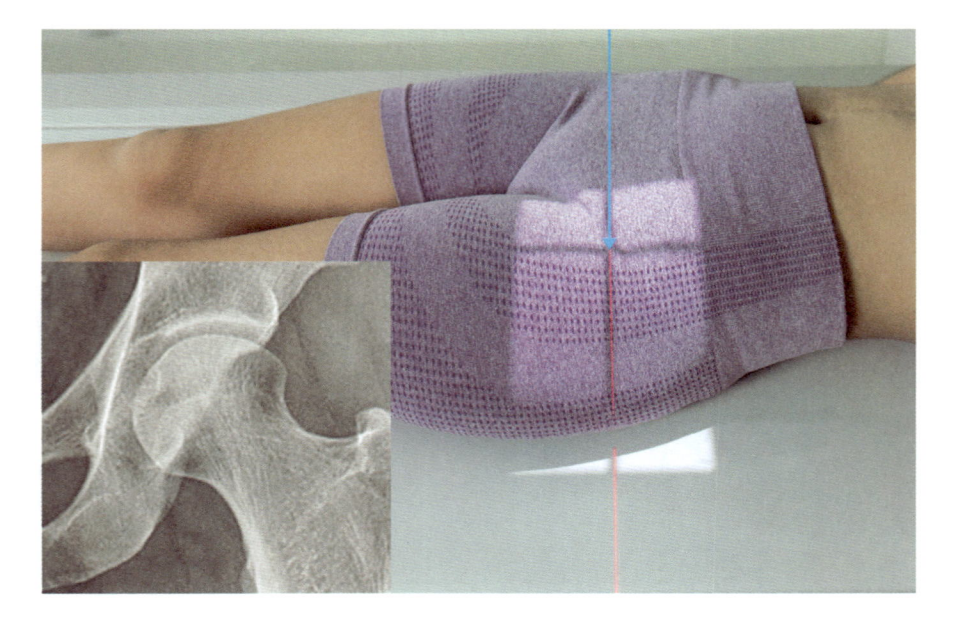

Articulação coxofemoral – perfil

Indicações	Para visualização de fraturas, luxações e doenças degenerativas.
Paciente	Em DDL, quadril e joelho em flexão, abdução, centralizado sobre a LCM.
Raio central	⊥ orientado para a art. coxofemoral de interesse.
DFF/DFR	1 m (100 cm) – com Bucky.
Chassi/RI	24 × 30 cm ÷ na transversal para as duas incidências de rotina, ou 8 × 10" na transversal.
Observações	Incidência realizada com cilindro de extensão. **Visualização:** acetábulo em perfil, cabeça e colo do fêmur. Indicação de visualização igual à da "articulação coxofemoral – frente".

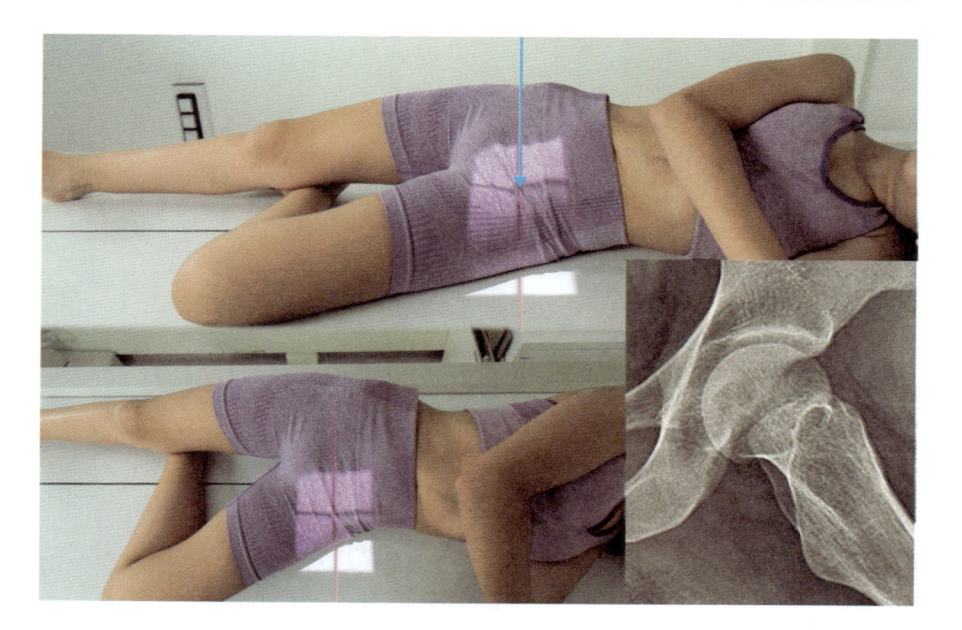

Escanograma dos MMII

Indicações	Para pesquisa e estudo do encurtamento dos MMII.
Paciente	Em DDH, MMII em extensão, com o plano médio posicionado sobre a LCM.
Raio central	Serão realizados três disparos, contemplando as seguintes articulações: RC 1°⊥, orientado para a articulação do quadril; RC 2°⊥, orientado para a articulação do joelho; e RC 3°⊥, orientado para a articulação do tornozelo.
DFF/DFR	1 m (100 cm) – com Bucky.
Chassi/RI	35 × 43 cm na longitudinal e ÷ em três partes transversais iguais, ou 10 × 14" na transversal.
Observações	Colocar sobre a LCM régua plumbífera em ordem decrescente. **Visualização:** articulações dos quadris, joelhos e tornozelos.

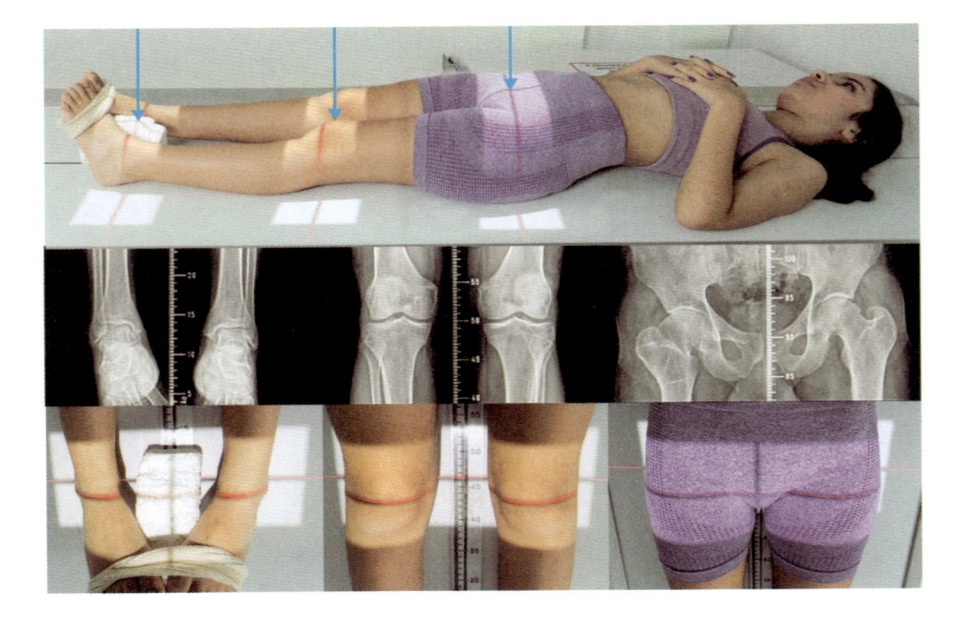

EXERCÍCIOS

1. Qual é a incidência correta para uma radiografia de fêmur?

    a) Anteroposterior (AP).

    b) Posteroanterior (PA).

    c) Oblíqua.

    d) Lateral.

    e) Axial.

2. Para uma radiografia de joelho em perfil, qual é a posição correta do paciente?

    a) Decúbito dorsal com joelho estendido.

    b) Decúbito lateral com joelho fletido a 20-30°.

    c) Decúbito ventral com joelho fletido a 90°.

    d) Decúbito lateral com joelho estendido.

    e) Decúbito dorsal com joelho fletido a 45°.

3. Qual é a posição adequada para obter uma radiografia axial da patela?

    a) Decúbito lateral com joelho fletido a 45°.

    b) Decúbito dorsal com joelho estendido.

    c) Decúbito ventral com joelho fletido a 45°.

    d) Decúbito ventral com joelho fletido a 90°.

    e) Sentado com joelho estendido.

4. Em uma incidência AP do tornozelo, como deve estar o pé do paciente?

   a) Pé em dorsiflexão com o tornozelo a 45°.

   b) Pé em dorsiflexão com o tornozelo neutro.

   c) Pé em posição neutra com o tornozelo a 45°.

   d) Pé em plantiflexão com o tornozelo neutro.

   e) Pé em posição neutra com o tornozelo a 90°.

5. Qual é a posição correta do paciente para uma radiografia de perna (tíbia e fíbula) em AP?

   a) Decúbito dorsal com perna estendida.

   b) Decúbito lateral com perna fletida.

   c) Decúbito dorsal com perna fletida a 45°.

   d) Decúbito ventral com perna estendida.

   e) Sentado com perna estendida.

6. Para uma incidência oblíqua interna do joelho, como deve estar posicionada a perna?

   a) Perna estendida com rotação externa de 45°.

   b) Perna fletida a 90° com rotação interna de 45°.

   c) Perna estendida com rotação interna de 45°.

   d) Perna estendida com rotação interna de 30°.

   e) Perna fletida a 45° com rotação externa de 45°.

7. Qual é a posição correta para obter uma radiografia do quadril em AP?

   a) Decúbito dorsal com quadril e joelho estendidos.

   b) Decúbito lateral com quadril fletido a 45°.

   c) Decúbito dorsal com quadril fletido a 90°.

   d) Decúbito ventral com quadril estendido.

   e) Decúbito dorsal com quadril estendido e rotação interna de 15-20°.

8. Na incidência lateral de fêmur, qual é a posição correta do paciente?

   a) Decúbito dorsal com perna estendida.

   b) Decúbito lateral com perna fletida a 30-45°.

   c) Decúbito dorsal com perna fletida a 45°.

   d) Decúbito lateral com perna estendida.

   e) Decúbito ventral com perna estendida.

9. Para uma radiografia de tornozelo em perfil, como deve estar o pé do paciente?

   a) Pé em dorsiflexão com tornozelo neutro.

   b) Pé em plantiflexão com tornozelo neutro.

   c) Pé em posição neutra com tornozelo a 45°.

   d) Pé em dorsiflexão com tornozelo a 45°.

   e) Pé em posição neutra com tornozelo neutro.

10. Qual é a posição correta para uma radiografia de pé em AP?

    a) Decúbito dorsal com pé estendido.

    b) Decúbito ventral com pé estendido.

    c) Decúbito lateral com pé em dorsiflexão.

    d) Decúbito dorsal com joelho fletido e pé apoiado sobre o chassi.

    e) Paciente em ortostático com pé apoiado sobre o chassi.

ARREMATANDO AS IDEIAS

No decorrer deste capítulo, abordamos de forma abrangente as técnicas e os procedimentos radiológicos aplicados na obtenção de imagens dos MMII. Compreender e dominar esses posicionamentos é fundamental para a prática clínica radiológica, pois eles garantem a precisão no diagnóstico e a qualidade das imagens obtidas.

Assim, conseguimos proporcionar a você, leitor, uma base sólida para a compreensão dos principais posicionamentos radiológicos dos MMII, o que é essencial para a formação e o aprimoramento dos profissionais das técnicas radiológicas. A correta execução das técnicas de imagem é crucial para o planejamento adequado do tratamento dos pacientes.

Ao finalizar este capítulo, esperamos que você tenha adquirido um conhecimento detalhado sobre os procedimentos radiológicos dos MMII, estando apto a aplicar esses conceitos de maneira eficiente e segura na prática clínica.

CAPÍTULO 3

Posicionamentos radiológicos dos membros superiores (MMSS)

Refletimos sobre o posicionamento dos membros inferiores no capítulo anterior e, é claro, a atenção aos detalhes também deve valer para o restante do corpo. Então, convidamos você a pensar: quais são os desafios específicos do posicionamento dos membros superiores? Como solucionar, por exemplo, uma dor na articulação que deve ser avaliada? E se a posição do exame causa dor ao paciente, como devemos agir? É importante sempre ter em mente que os pacientes merecem ser tratados com respeito, mesmo os mais "difíceis". Então, você acredita que os conhecimentos técnicos bastam? Ou devemos aliá-los a um tratamento humanizado?

COMPLEXIDADE DA ANATOMIA DOS MMSS

Sabemos que é fundamental compreender detalhadamente a anatomia dos MMSS ao realizar radiografias. Então, propomos uma reflexão: o que diferencia um bom profissional no momento do atendimento e da coleta de exames? Como o conhecimento das diferentes estruturas ósseas e articulações influencia na escolha do posicionamento adequado? Há desafios específicos para os exames nessa parte do corpo?

Como exercício, imagine um paciente com uma lesão complexa no ombro. Reflita sobre como uma compreensão aprofundada da anatomia pode resultar em uma abordagem mais precisa do paciente, melhorar a qualidade da imagem obtida e, consequentemente, o diagnóstico e o tratamento.

Importância do posicionamento correto no diagnóstico

Como o posicionamento incorreto dos MMSS pode afetar a precisão do diagnóstico radiológico? Quais são os erros comuns de posicionamento e seus possíveis impactos?

Pense em um cenário onde um erro de posicionamento resultou em uma imagem inadequada, levando a um diagnóstico errado. Como esse tipo de erro pode ser evitado e quais seriam as repercussões para o paciente?

DESAFIOS ESPECÍFICOS DOS EXAMES DOS MMSS

Quais são os principais desafios técnicos ao posicionar os MMSS para exames radiográficos? Como essas dificuldades podem ser superadas na prática clínica?

Considere um paciente pouco colaborativo com dor intensa no cotovelo, dificultando o posicionamento adequado para uma radiografia. Como o profissional radiologista pode adaptar sua técnica para obter uma imagem diagnóstica de qualidade sem causar ainda mais desconforto ao paciente?

Usaremos uma fratura de úmero como exemplo. Ao realizar um raio X de um paciente com fratura no úmero e que sente muita dor, o profissional de radiologia enfrenta vários desafios, tanto relacionados ao posicionamento adequado quanto à necessidade de garantir a segurança e o conforto do paciente.

Principais desafios nos exames de pacientes com dor e desconforto

Limitação de movimentos: pacientes com fratura no úmero geralmente têm mobilidade reduzida no braço afetado devido à dor intensa e à imobilização. Isso torna difícil o posicionamento correto do membro para capturar imagens de qualidade. O profissional precisa ter sensibilidade e paciência ao movimentar o braço do paciente, garantindo que os ajustes sejam feitos com o mínimo de desconforto possível.

Posicionamento alternativo: técnicas alternativas de posicionamento podem ser necessárias para acomodar a dor do paciente. Por exemplo, em vez de utilizar os posicionamentos-padrão que exigem a elevação ou rotação do braço, o técnico pode adotar ângulos diferentes ou ajustar a posição do paciente para evitar agravar a dor.

Imobilização adequada

Imobilização cuidadosa: em pacientes com fraturas, é fundamental imobilizar o membro de forma adequada durante o exame, para evitar deslocamentos adicionais dos fragmentos ósseos. No entanto, isso deve ser feito de forma a minimizar a dor. O uso de dispositivos de apoio, como travesseiros ou esponjas, pode ser necessário para manter o braço imóvel sem causar desconforto extremo.

Técnicas de contenção: quando o paciente não consegue manter o braço na posição correta devido à dor, o técnico pode precisar usar faixas ou outros métodos de contenção suave, sempre priorizando o conforto do paciente.

Obtenção de imagens diagnósticas de qualidade

Dificuldade em posicionar o paciente: a dor intensa e a limitação de movimentos podem dificultar a obtenção de imagens radiográficas adequadas em diferentes projeções (como anteroposterior e lateral). O profissional deve encontrar maneiras de posicionar o paciente sem comprometer a qualidade da imagem, o que pode ser particularmente desafiador em casos de fraturas graves.

Segurança do paciente

Evitar agravamento da lesão: um dos maiores desafios é garantir que o exame não agrave a lesão existente. Movimentar um membro fraturado de forma inadequada pode deslocar ainda mais os fragmentos ósseos, piorando a fratura ou aumentando a dor. O profissional deve ser extremamente cuidadoso ao mover o braço e posicionar o paciente para evitar esse risco.

Colaboração e comunicação com o paciente

Orientação clara: em pacientes com dor aguda, a comunicação eficaz é fundamental. O profissional deve explicar cada passo do procedimento ao paciente, tranquilizando-o e garantindo que ele esteja ciente de como cada movimento será realizado e qual será o impacto na dor.

Adaptação às reações do paciente: a dor pode causar reações inesperadas, como movimentos bruscos ou reflexos involuntários. O técnico precisa estar atento a essas reações e adaptar rapidamente sua abordagem para que o exame possa ser concluído com segurança e sucesso.

Tempo e paciência

Realização do exame em tempo adequado: um paciente com dor intensa pode precisar de mais tempo para o exame, especialmente quando se trata de múltiplas incidências radiográficas. O técnico precisa estar preparado para realizar o exame em um ritmo que respeite as limitações do paciente, sem comprometer a qualidade das imagens ou a segurança do paciente.

Evitar repetições desnecessárias: dada a dificuldade de posicionamento e a limitação dos movimentos, é importante que o exame seja realizado corretamente na primeira tentativa para evitar a necessidade de repetição, o que poderia aumentar a exposição do paciente à radiação e prolongar seu desconforto.

Soluções e abordagens para minimizar os desafios

1. Utilização de técnicas de imobilização confortável, como a colocação de espumas ou travesseiros, para apoiar o braço do paciente sem aumentar a dor.

2. Posicionamento cuidadoso e alternativo para minimizar a necessidade de movimento do braço fraturado, usando diferentes ângulos para obter imagens diagnósticas.

3. Uso de comunicação empática e clara para orientar o paciente durante todo o procedimento, garantindo que ele entenda o processo e possa colaborar da melhor forma possível.

Esses desafios exigem uma abordagem equilibrada entre a habilidade técnica do profissional de radiologia e a empatia ao lidar com a dor e o desconforto do paciente.

Os principais pontos abordados a seguir incluem:

- Anatomia radiológica dos MMMSS: demonstraremos a anatomia da área radiografada, abrangendo ossos, articulações e tecidos moles, fundamentais para a identificação das estruturas nas principais incidências.

- Discutiremos também os principais posicionamentos de rotina e alguns complementares para cada segmento dos MMSS, incluindo:
    - ombro;
    - úmero;
    - cotovelo;
    - antebraço (rádio e ulna);
    - punho;
    - mão e dedos.

- Técnicas de posicionamento: detalharemos as técnicas corretas de posicionamento do paciente para assegurar imagens de alta qualidade e minimizar a necessidade de repetição de exames. Nesse sentido, enfatizaremos a importância do alinhamento adequado da estrutura a ser radiografada, do uso correto de dispositivos de imobilização e, principalmente, das orientações ao paciente.

- Critérios de avaliação das imagens: apresentaremos, no campo das observações, os critérios que devem ser utilizados para avaliar a qualidade das imagens radiológicas, incluindo a clareza, o contraste, a definição das estruturas anatômicas e a ausência de artefatos que possam comprometer a qualidade da imagem e, consequentemente, a interpretação.

- Considerações de segurança: como sempre, reforçaremos as práticas de biossegurança radiológica, tanto para o paciente quanto para os profissionais e acompanhantes, destacando a importância da utilização dos EPIs contra a radiação e da aplicação dos princípios ALARA.

FICHAS DE POSICIONAMENTO RADIOLÓGICO

Artelhos quirodáctilos (2° ao 5°) – frente (PA)

Indicações	Para visualização de fraturas, luxação, corpo estranho e patologias articulares.
Paciente	Sentado próximo à extremidade da mesa, cotovelo fletido a 90°, mão em pronação; centralizar o dedo de interesse sobre a metade do chassi ou RI.
Raio central	⊥ orientado para o centro do dedo de interesse (art. interfalangiana proximal).
DFF/DFR	1 m (100 cm).
Chassi/RI	13 × 18 cm, 18 × 24 cm na longitudinal ou 8 × 10" na longitudinal.
Observações	**Visualização:** falanges, articulações e parte média dos metacarpos. Dica: os dedos deverão estar estendidos ao máximo, a fim de que possamos estudar com clareza as articulações.

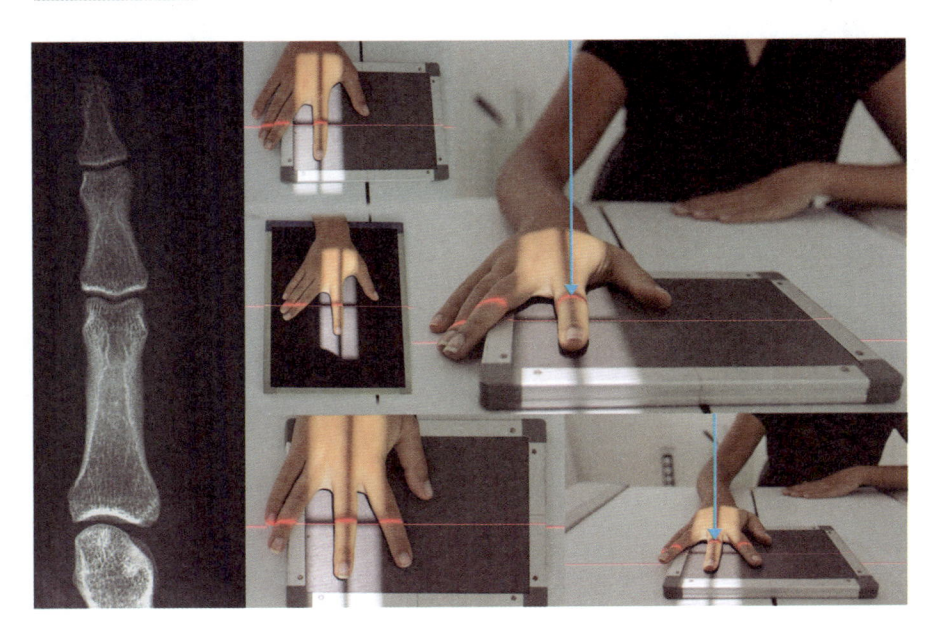

Artelhos quirodáctilos (2° ao 5°) – oblíqua

Indicações	Para visualização de fraturas, luxação, corpo estranho e patologias articulares.
Paciente	Sentado próximo à extremidade da mesa, cotovelo fletido a 90°, mão em pronação apoiada sobre uma cunha de material radiotransparente a 45°; centralizar o dedo de interesse sobre a metade do chassi ou RI.
Raio central	⊥ orientado para o centro do dedo de interesse (art. interfalangiana proximal).
DFF/DFR	1 m (100 cm).
Chassi/RI	13 × 18 cm, 18 × 24 cm na longitudinal ou 8 × 10" na longitudinal.
Observações	**Visualização:** falanges, articulações e parte média dos metacarpos. Dica: os dedos deverão estar estendidos ao máximo, a fim de que possamos estudar com clareza as articulações.

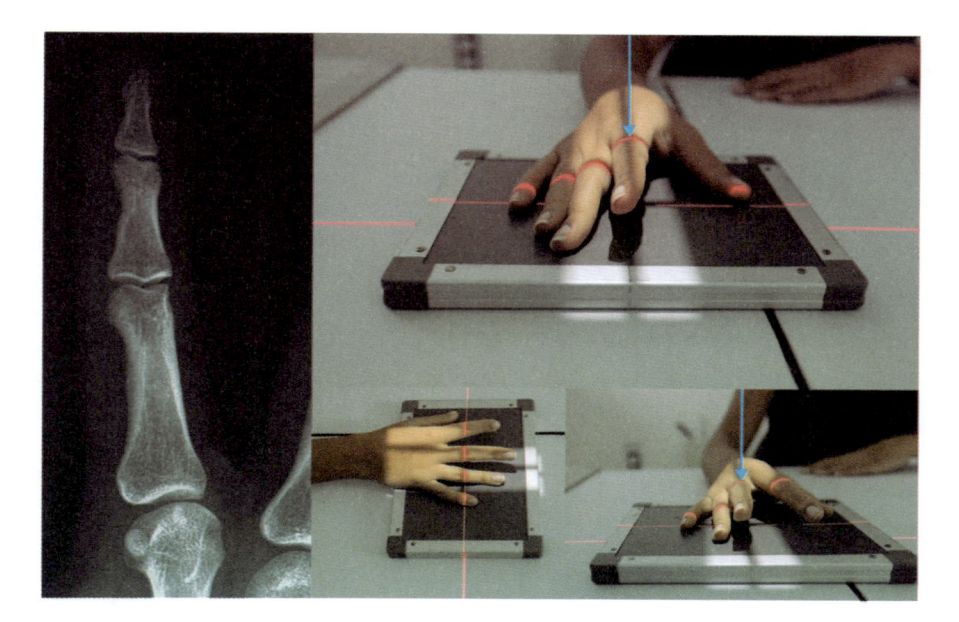

Artelhos quirodáctilos (2° ao 5°) – perfil

Indicações	Para visualização de fraturas, luxação, corpo estranho e patologias articulares.
Paciente	Sentado próximo à extremidade da mesa, cotovelo fletido a 90°, mão em perfil centralizada sobre a metade do chassi/cassete.
Raio central	⊥ orientado para o centro do dedo de interesse (art. interfalangiana proximal).
DFF/DFR	1 m (100 cm).
Chassi/RI	13 × 18 cm, 18 × 24 cm na longitudinal ou 8 × 10" na longitudinal.
Observações	**Visualização:** falanges, articulações e parte média dos metacarpos. Dica: os dedos deverão estar estendidos ao máximo, a fim de que possamos estudar com clareza as articulações.

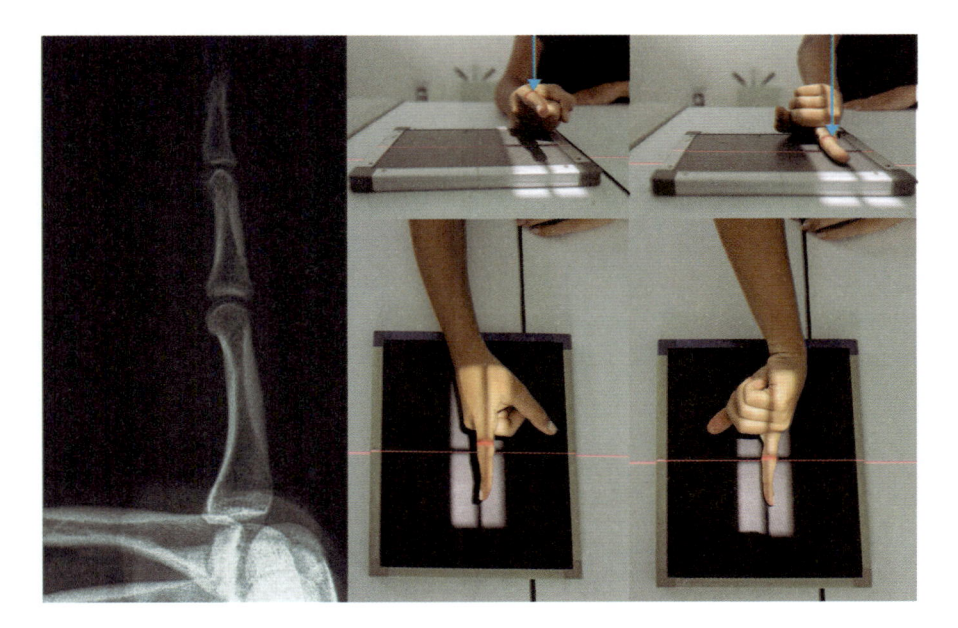

1º quirodáctilo (polegar) – frente

Indicações	Para visualização de fraturas, luxação, corpo estranho e patologias articulares.
Paciente	Sentado próximo à extremidade da mesa, cotovelo fletido a 90°, polegar centralizado sobre a metade do chassi em AP (preferencialmente) ou PA (opcionalmente).
Raio central	⊥ orientado para o centro do dedo de interesse (art. MCF).
DFF/DFR	1 m (100 cm).
Chassi/RI	13 × 18 cm, 18 × 24 cm na longitudinal ou 8 × 10" na longitudinal.
Observações	**Visualização:** falanges, articulações, metacarpo e trapézio. Dica: os dedos deverão estar estendidos ao máximo, a fim de que possamos estudar com clareza as articulações.

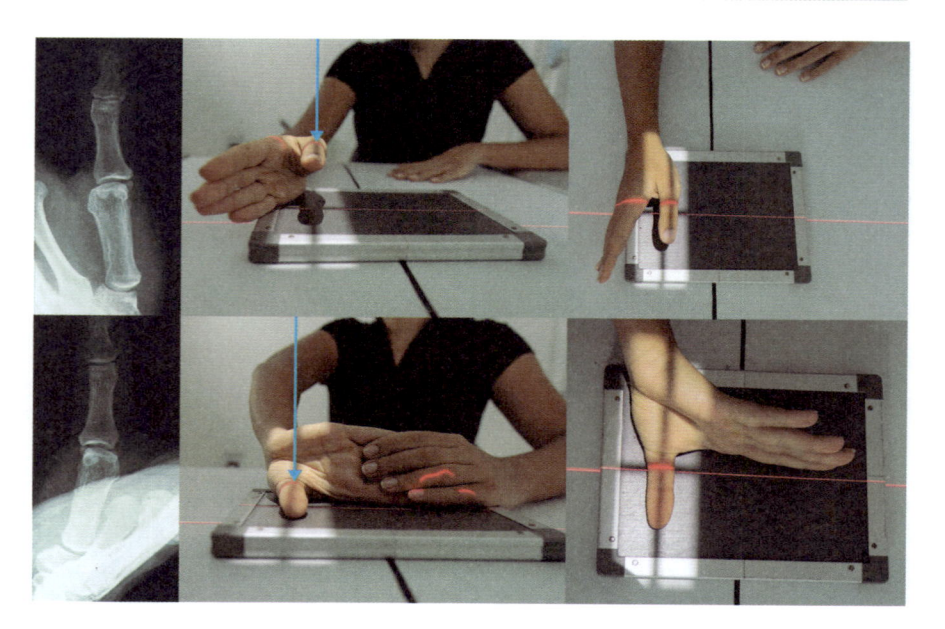

1º quirodáctilo (polegar) – oblíqua

Indicações	Para visualização de fraturas, luxação, corpo estranho e patologias articulares.
Paciente	Sentado próximo à extremidade da mesa, cotovelo fletido a 90°, mão em pronação, polegar em repouso centralizado sobre a metade do chassi/cassete.
Raio central	⊥ orientado para o centro do dedo de interesse (art. MCF).
DFF/DFR	1 m (100 cm).
Chassi/RI	13 × 18 cm, 18 × 24 cm na longitudinal ou 8 × 10" na longitudinal.
Observações	**Visualização:** falanges, articulações, metacarpo e trapézio. Dica: os dedos deverão estar estendidos ao máximo, a fim de que possamos estudar com clareza as articulações.

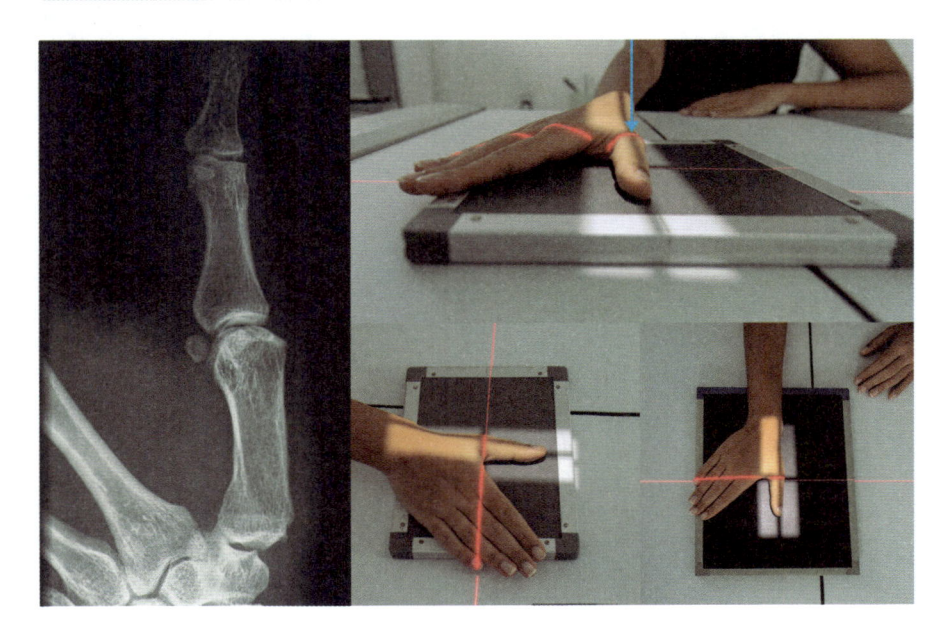

1º quirodáctilo (polegar) – perfil

Indicações	Para visualização de fraturas, luxação, corpo estranho e patologias articulares.
Paciente	Sentado próximo à extremidade da mesa, cotovelo fletido a 90°, centralizado sobre a metade do chassi.
Raio central	⊥ orientado para o centro do dedo de interesse (art. MCF).
DFF/DFR	1 m (100 cm).
Chassi/RI	13 × 18 cm, 18 × 24 cm na longitudinal ou 8 × 10" na longitudinal.
Observações	**Visualização:** falanges, articulações, metacarpo e trapézio. Dica: fletir os outros dedos colabora no posicionamento.

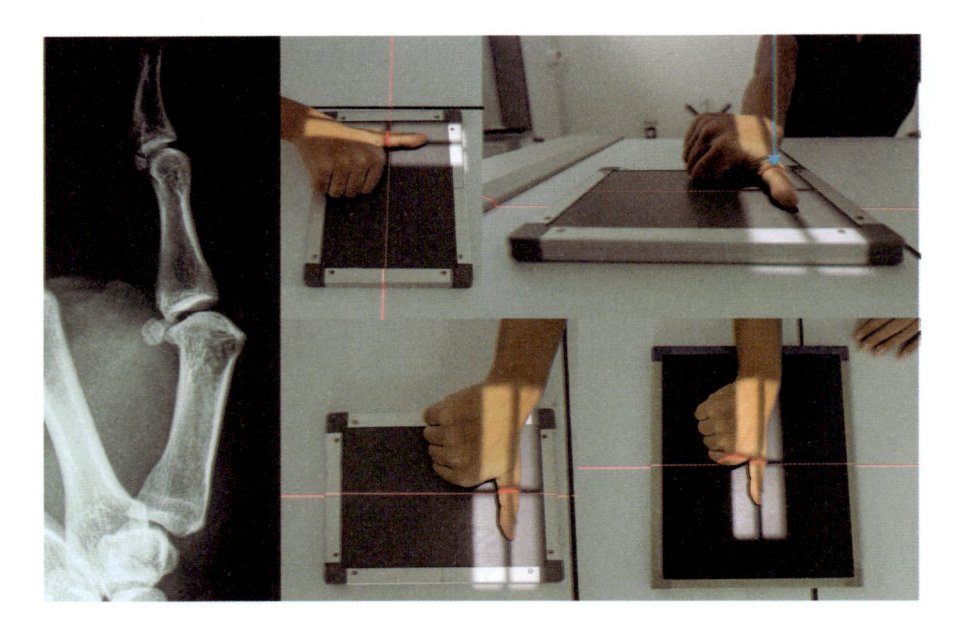

Mão – frente (PA)

Indicações	Para visualização de fraturas, luxação, corpo estranho e patologias articulares.
Paciente	Sentado próximo à extremidade da mesa, cotovelo fletido a 90°, mão em pronação apoiada sobre uma cunha de material radiotransparente a 45° sobre a metade do chassi ou RI.
Raio central	⊥ orientado para o centro da mão (3° metacarpo).
DFF/DFR	1 m (100 cm).
Chassi/RI	24 × 30 cm ÷ na transversal ou 10 × 12" na longitudinal.
Observações	**Visualização:** ossos do carpo, metacarpos, falanges e articulações. Dica: os dedos deverão estar estendidos ao máximo, a fim de que possamos estudar com clareza as articulações.

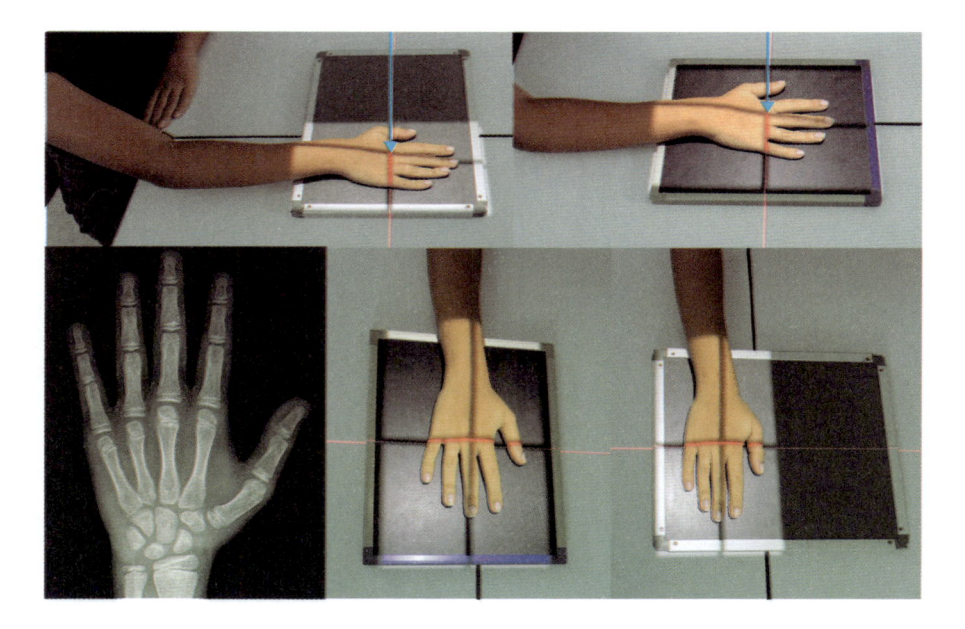

Mão – oblíqua

Indicações	Para visualização de fraturas, luxação, corpo estranho e patologias articulares.
Paciente	Sentado próximo à extremidade da mesa, cotovelo fletido a 90°, mão em pronação apoiada sobre uma cunha de material radiotransparente a 45° sobre a metade do chassi.
Raio central	⊥ orientado para a cabeça do metatarso ou para a art. MCF do 2º metacarpo.
DFF/DFR	1 m (100 cm).
Chassi/RI	24 × 30 cm ÷ na transversal ou 10 × 12" na longitudinal.
Observações	**Visualização:** ossos do carpo, metacarpos, falanges e articulações. Dica: os dedos deverão estar estendidos ao máximo, a fim de que possamos estudar com clareza as articulações.

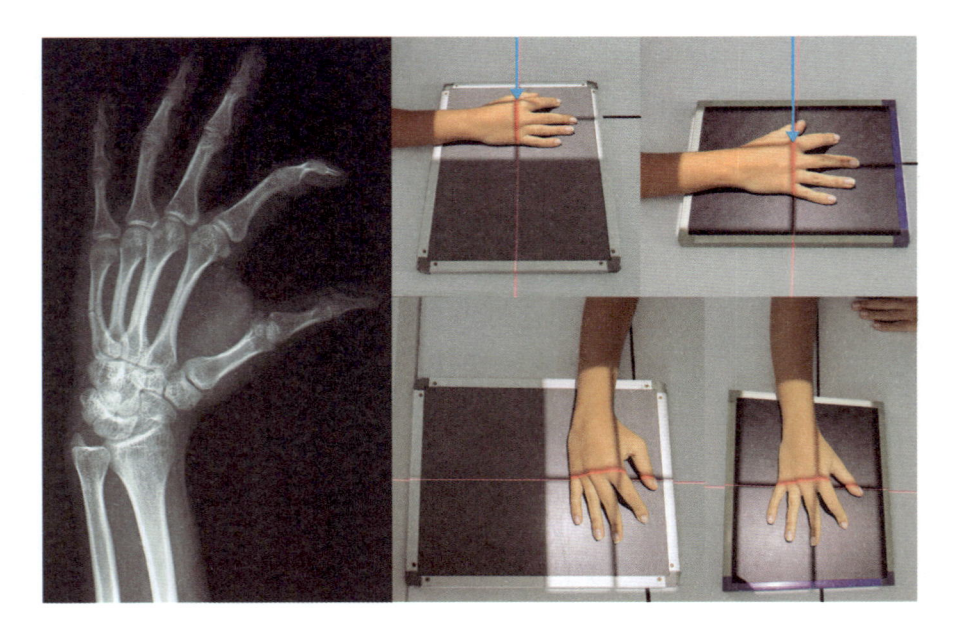

Mão – perfil

Indicações	Para visualização de fraturas, luxação, corpo estranho e patologias articulares.
Paciente	Sentado próximo à extremidade da mesa, cotovelo fletido a 90°, mão em perfil sobre a metade do chassi ou RI.
Raio central	⊥ orientado para o centro da mão (altura das cabeças dos metacarpos).
DFF/DFR	1 m (100 cm).
Chassi/RI	24 × 30 cm ÷ na transversal ou 10 × 12" na longitudinal.
Observações	**Visualização:** ossos do carpo, metacarpos, falanges e articulações sobrepostos. Dicas: os dedos deverão estar estendidos ao máximo. Mantenha o polegar estendido em PA e afastado dos outros dedos.

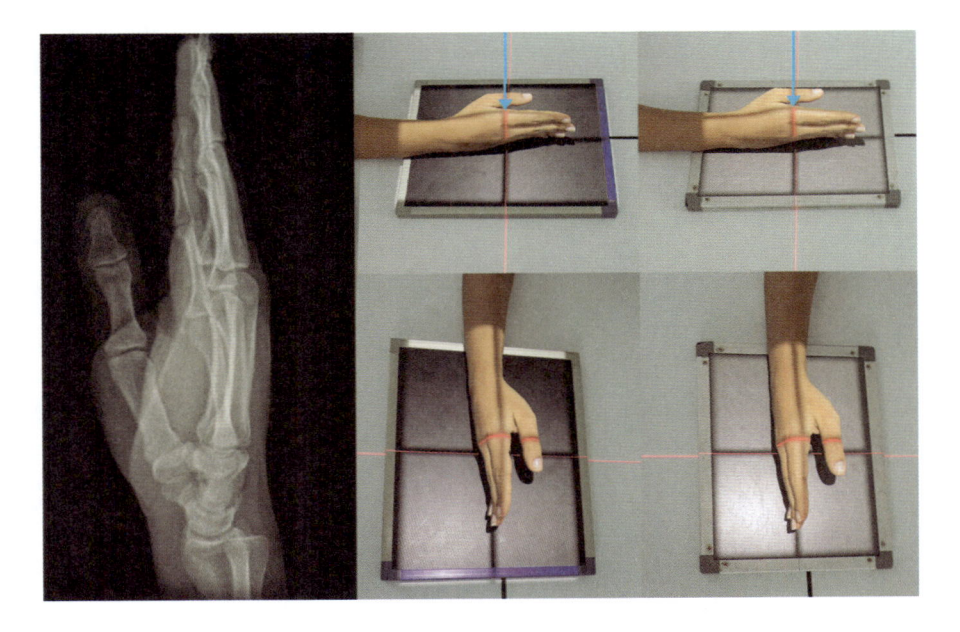

Mãos e punhos para idade óssea

Indicações	Para diagnóstico da maturidade óssea da criança (idade fisiológica) em relação à sua idade cronológica (idade contada em anos).
Paciente	Sentado próximo à extremidade da mesa, braços em extensão e mãos em pronação sobre o chassi ou RI.
Raio central	⊥ orientado para o centro do filme ou receptor de imagem.
DFF/DFR	1 m (100 cm).
Chassi/RI	24 × 30 cm na transversal ou 10 × 12" na transversal.
Observações	**Visualização:** falanges até a parte distal de rádio e ulna. Comentários: poderá ser realizada incidência comparativa ou unilateral; quando unilateral, sempre realizar o exame na mão contralateral à dominante (em destros, na mão esquerda; em canhotos, na mão direita). Dica: os dedos deverão estar estendidos ao máximo, a fim de que possamos estudar com clareza as articulações.

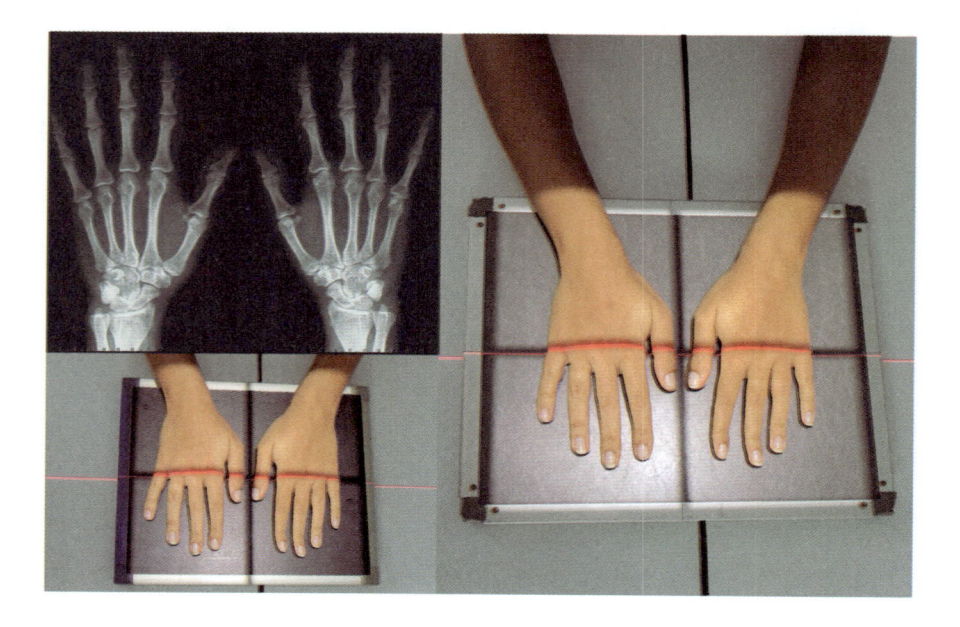

Punho – frente

Indicações	Para traumas, fraturas, luxação, corpo estranho e patologias articulares.
Paciente	Sentado próximo à extremidade da mesa, cotovelo fletido a 90°, mão em pronação; centralizar o punho sobre a metade do chassi ou RI.
Raio central	⊥ orientado para o centro do punho.
DFF/DFR	1 m (100 cm).
Chassi/RI	18 × 24 cm na transversal ou 8 × 10" na transversal.
Observações	**Visualização:** ossos do carpo, parte distal de rádio e ulna, parte proximal dos metacarpos e articulações. Comentários: fletir os dedos é um detalhe do posicionamento que traz benefício para o estudo articular.

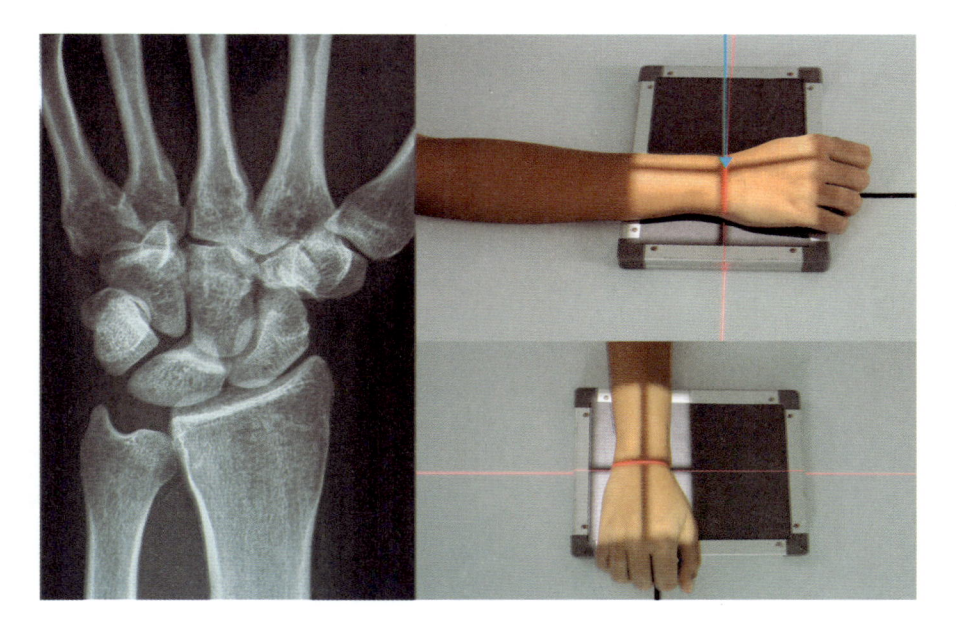

Punho – perfil

Indicações	Para traumas, fraturas, luxação, corpo estranho e patologias articulares.
Paciente	Sentado próximo à extremidade da mesa, cotovelo fletido a 90°, mão em perfil; centralizar o punho sobre a metade do chassi ou RI. Rotacionar externamente o punho para obter um perfil absoluto.
Raio central	⊥ orientado para o centro do punho.
DFF/DFR	1 m (100 cm).
Chassi/RI	18 × 24 cm na transversal ou 8 × 10" na longitudinal.
Observações	**Visualização:** ossos do carpo, parte distal de rádio e ulna, parte proximal dos metacarpos e articulações. Comentário: o perfil deverá ser absoluto.

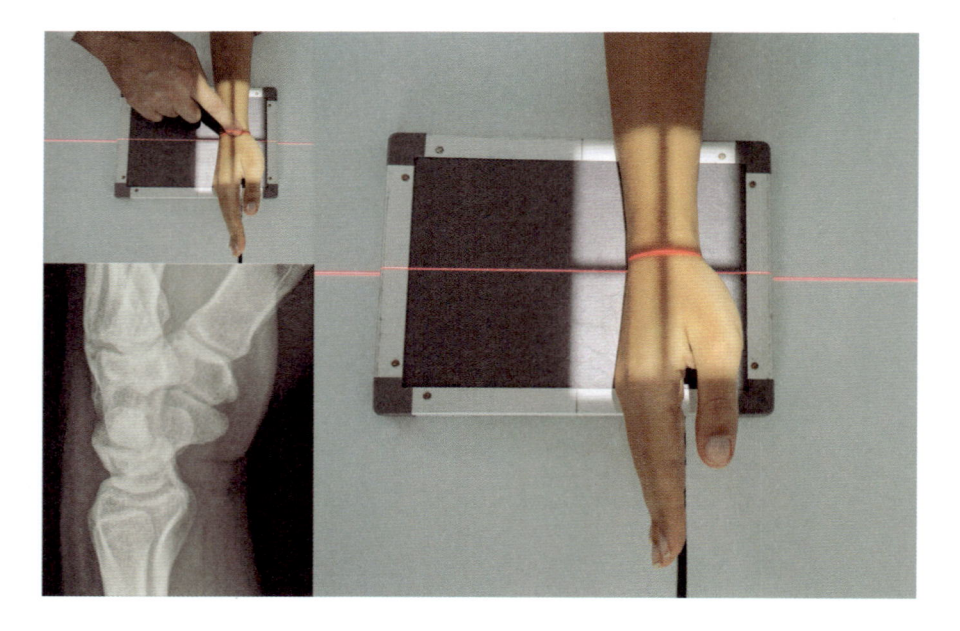

Túnel do carpo – ínfero-superior ou súpero-inferior (método de Gaynor-Hart)

Indicações	Para traumas, fraturas e dor a esclarecer sem a ocorrência de traumas.
Paciente	Sentado próximo à extremidade da mesa, cotovelo estendido em pronação; apoiar o punho sobre a metade do chassi e, em seguida, fazer a dorsiflexão máxima.
Raio central	Com ângulo de 20° a 30° cranial orientado para o centro da região palmar.
DFF/DFR	1 m (100 cm).
Chassi/RI	18 × 24 cm na transversal ou 8 × 10" na longitudinal.
Observações	**Visualização:** túnel do carpo. Dicas: o paciente deve ajudar com a outra mão no movimento de dorsiflexão. Todo o membro deverá estar apoiado sobre a mesa. Utilizar cilindro ou colimação adequada.

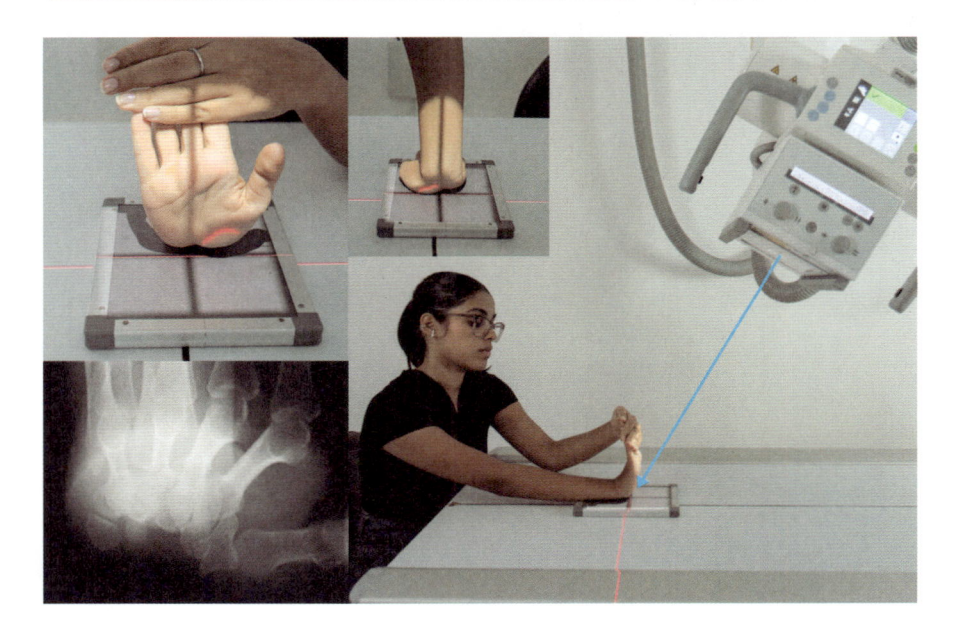

Antebraço – frente AP

Indicações	Para traumas, fraturas, corpo estranho e luxações.
Paciente	Sentado próximo à extremidade da mesa, cotovelo estendido em supinação; centralizar o antebraço sobre a metade do chassi ou RI.
Raio central	⊥ orientado para a centro do antebraço.
DFF/DFR	1 m (100 cm).
Chassi/RI	30 × 40 cm, 35 × 43 cm na longitudinal ou 10 × 14" na longitudinal.
Observações	**Visualização:** rádio e ulna inteiros. O ideal é que as duas articulações sejam vistas na imagem.

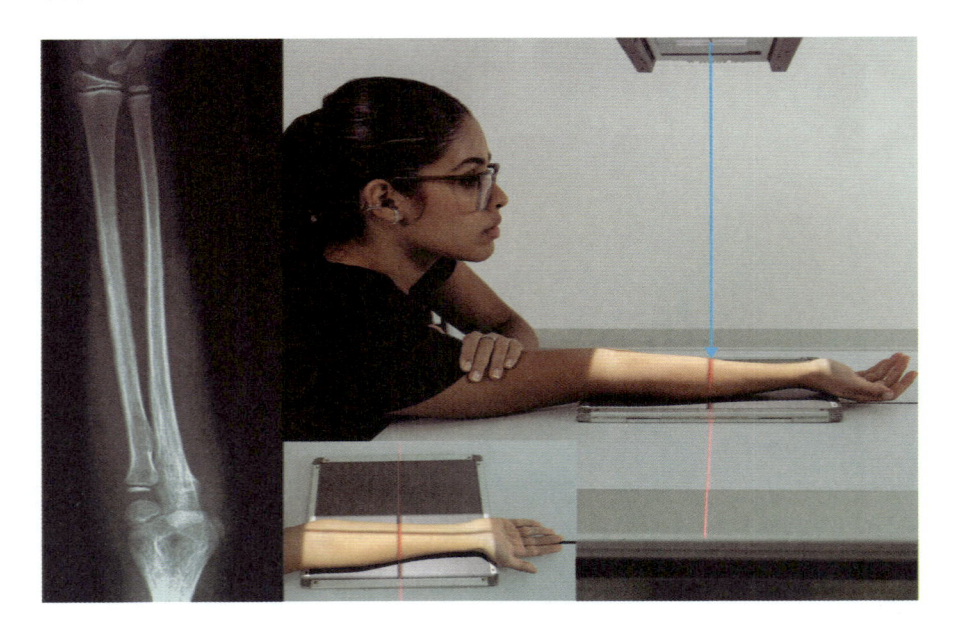

Antebraço – perfil

Indicações	Para traumas, fraturas, corpo estranho e luxações.
Paciente	Sentado próximo à extremidade da mesa, cotovelo fletido a 90°, mão em perfil; centralizar o antebraço sobre a metade do chassi ou RI.
Raio central	⊥ orientado para a diáfise do antebraço.
DFF/DFR	1 m (100 cm).
Chassi/RI	30 × 40 cm, 35 × 43 cm na longitudinal ou 10 × 14" na longitudinal.
Observações	**Visualização:** rádio e ulna. O perfil deverá ser absoluto. O ideal é que as duas articulações sejam vistas na imagem.

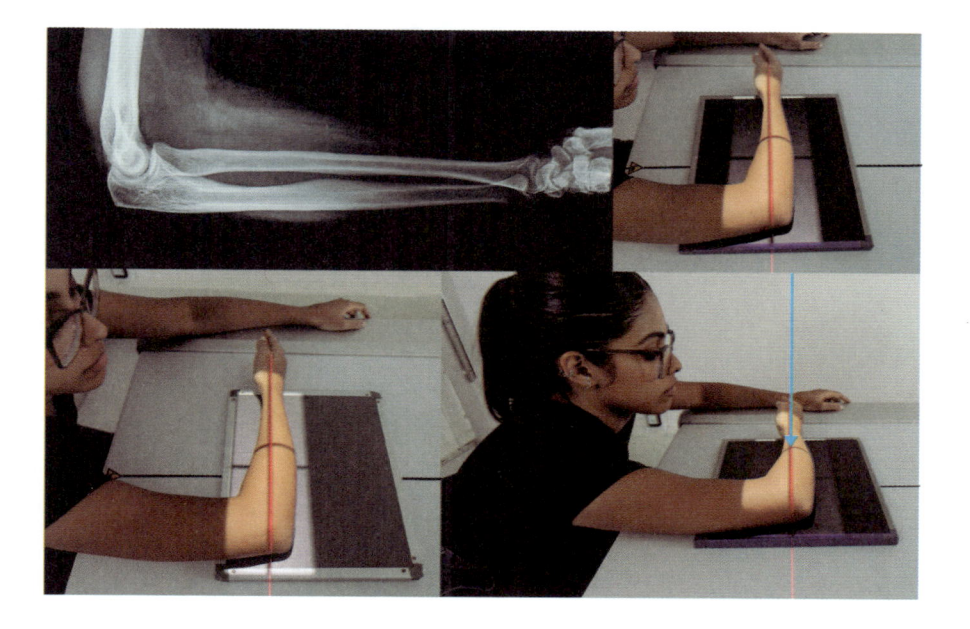

Cotovelo – frente

Indicações	Para traumas, fraturas, corpo estranho e luxações.
Paciente	Sentado próximo à extremidade da mesa, cotovelo estendido em supinação; centralizar o cotovelo sobre a metade do chassi ou RI.
Raio central	⊥ orientado para a articulação do cotovelo.
DFF/DFR	1 m (100 cm).
Chassi/RI	18 × 24 cm, 24 × 30 cm ÷ na transversal ou 10 × 14" na longitudinal.
Observações	**Visualização:** úmero 1/3 distal, rádio e ulna 1/3 proximal. Para melhor incidência, rodar o antebraço até que os epicôndilos umerais fiquem paralelos ao chassi ou RI.

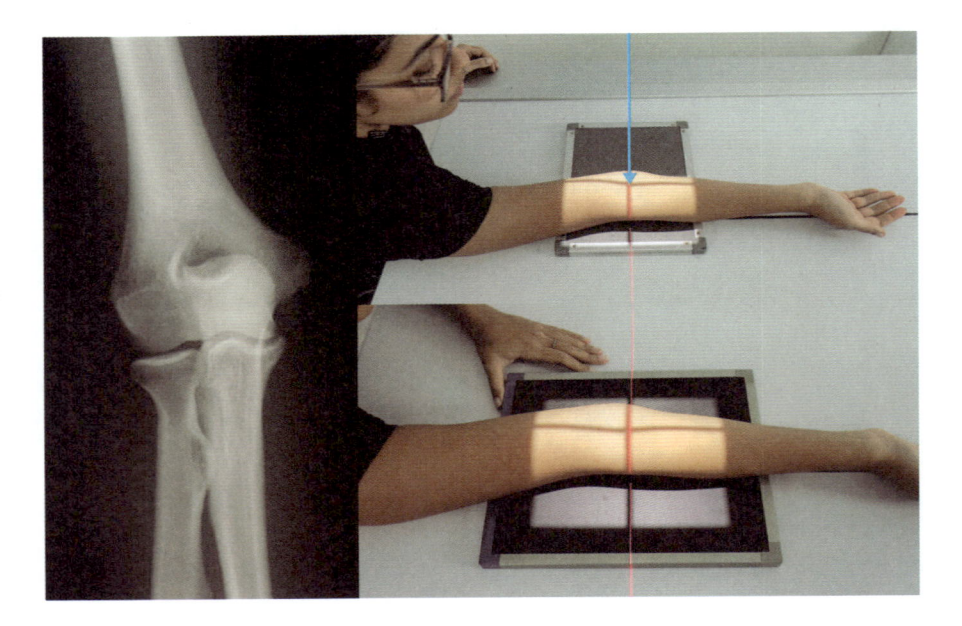

Cotovelo – perfil

Indicações	Para traumas, fraturas, corpo estranho e luxações.
Paciente	Sentado próximo à extremidade da mesa, cotovelo fletido a 90°, mão em perfil; centralizar o cotovelo sobre a metade do chassi ou RI.
Raio central	⊥ orientado para a articulação do cotovelo.
DFF/DFR	1 m (100 cm).
Chassi/RI	18 × 24 cm, 24 × 30 cm ÷ na transversal ou 10 × 14" na longitudinal.
Observações	**Visualização:** úmero 1/3 distal, rádio e ulna 1/3 proximal. O perfil deverá ser absoluto.

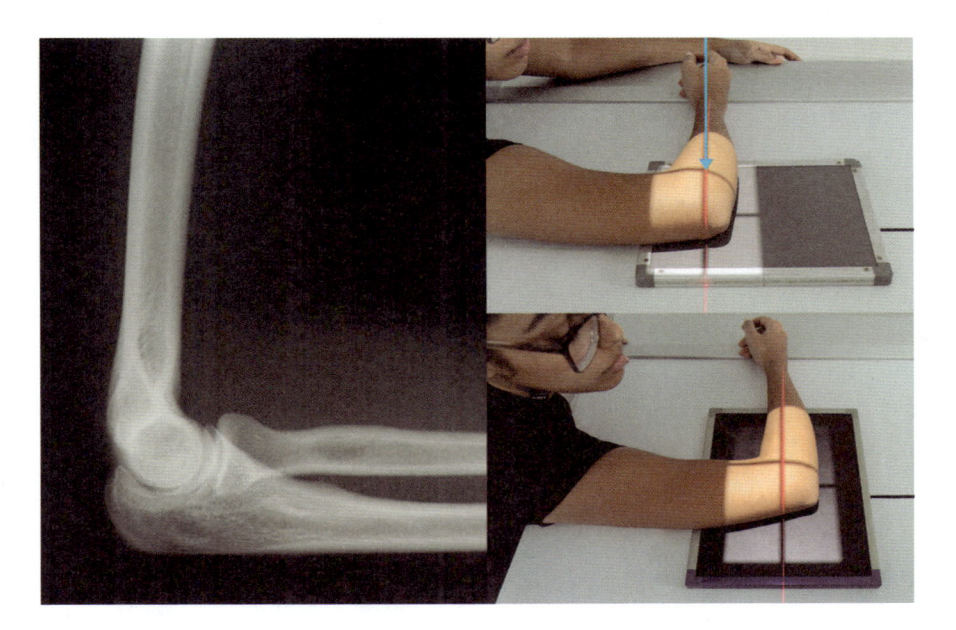

Braço (úmero) – frente

Indicações	Para traumas, fraturas, corpo estranho e luxações.
Paciente	Em ortostático ou DD, braço estendido em supinação; centralizar o úmero sobre a metade do chassi ou RI.
Raio central	⊥ orientado para a diáfise umeral.
DFF/DFR	1 m (100 cm).
Chassi/RI	30 × 40 cm, 35 × 43 cm na longitudinal ou 14 × 18" na longitudinal.
Observações	**Visualização:** úmero inteiro (cabeça, colo e epicôndilos). A posição em ortostático é mais indicada. Abduzir o braço do corpo, a fim de que não haja sobreposição dos tecidos moles do braço e tórax.

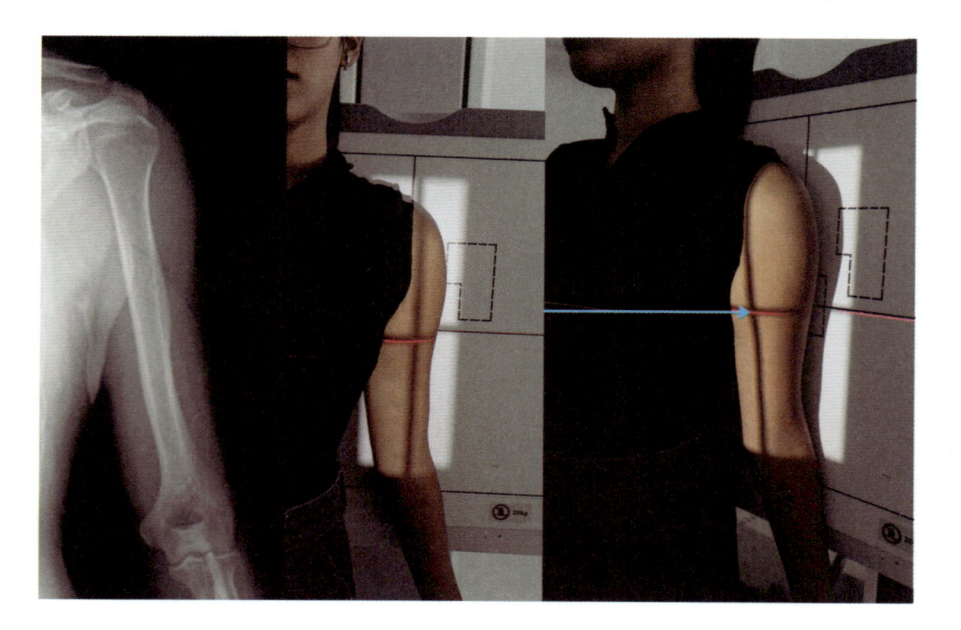

Braço (úmero) – perfil

Indicações	Traumas, fraturas, corpo estranho e luxações.
Paciente	Em ortostático ou DD, braço estendido em supinação; centralizar o úmero sobre a metade do chassi ou RI.
Raio central	⊥ orientado para a diáfise umeral.
DFF/DFR	1 m (100 cm).
Chassi/RI	30 × 40 cm, 35 × 43 cm na longitudinal ou 14 × 18" na longitudinal.
Observações	**Visualização:** úmero inteiro (cabeça, colo e epicôndilos). A posição em ortostático é mais indicada. Abduzir o braço do corpo, a fim de que não haja sobreposição dos tecidos moles do braço e tórax.

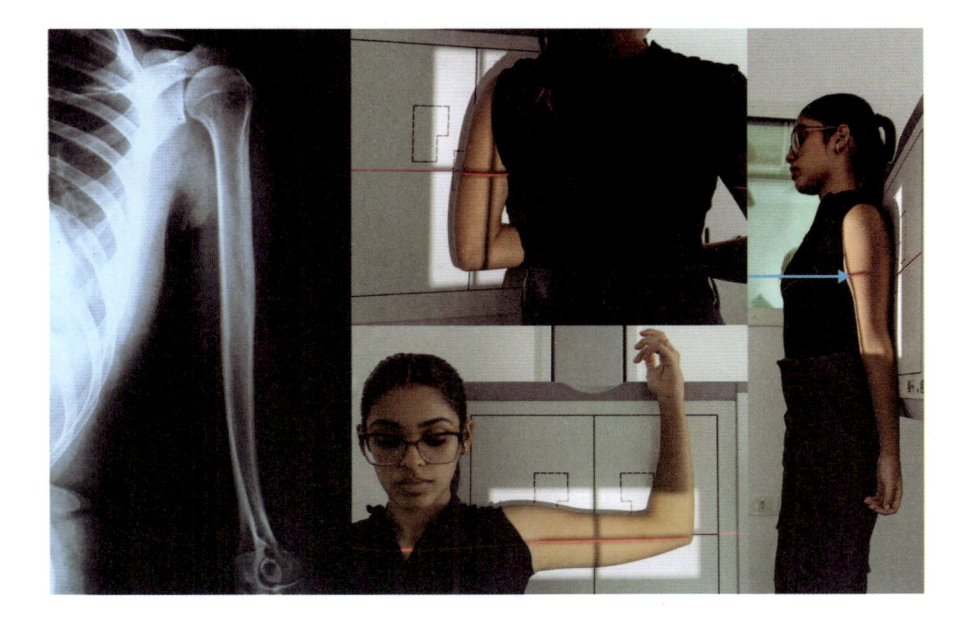

Clavícula AP e AP axial

Indicações	Para traumas, fraturas e corpo estranho.
Paciente	Em ortostático ou DD, braço estendido na posição neutra; centralizar a clavícula em relação ao chassi ou RI.
Raio central	AP: ⊥ na diáfise da clavícula. AP axial: com ângulo de 15° a 30° cranial, orientado para a diáfise da clavícula.
DFF/DFR	1 m (100 cm).
Chassi/RI	18 × 24 cm, 24 × 30 cm ou 10 × 12" no eixo longitudinal em relação à estrutura anatômica.
Observações	**Visualização:** clavícula inteira. A radiografia axial projeta a clavícula acima do ápice pulmonar. A posição em ortostático é mais indicada. Pode ser realizado bilateral ou unilateralmente, de acordo com solicitação médica.

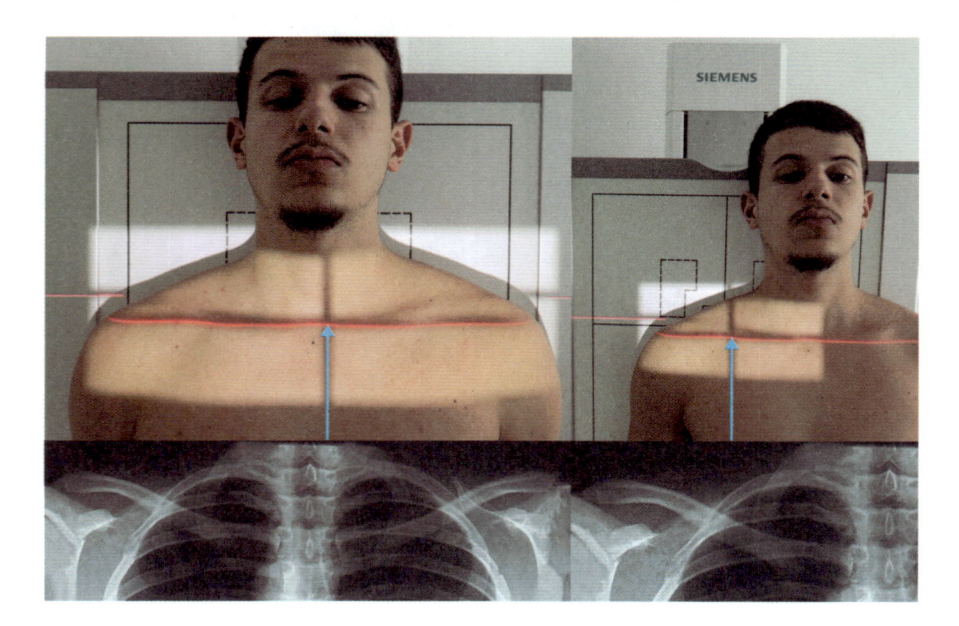

Escápula – frente

Indicações	Para traumas, fraturas e corpo estranho.
Paciente	Em ortostático ou DD, braço abduzido com a mão em supinação encostada na fronte ou com a mão na cintura; centralizar a escápula em relação ao chassi ou RI.
Raio central	⊥ para o centro da escápula.
DFF/DFR	1 m (100 cm).
Chassi/RI	24 × 30 cm ou 10 × 12" na longitudinal.
Observações	**Visualização:** escápula inteira. Rodar o corpo do paciente em direção ao lado a ser radiografado, aproximando o ombro em contato íntimo com a estativa; isso é importante para conseguir um bom posicionamento.

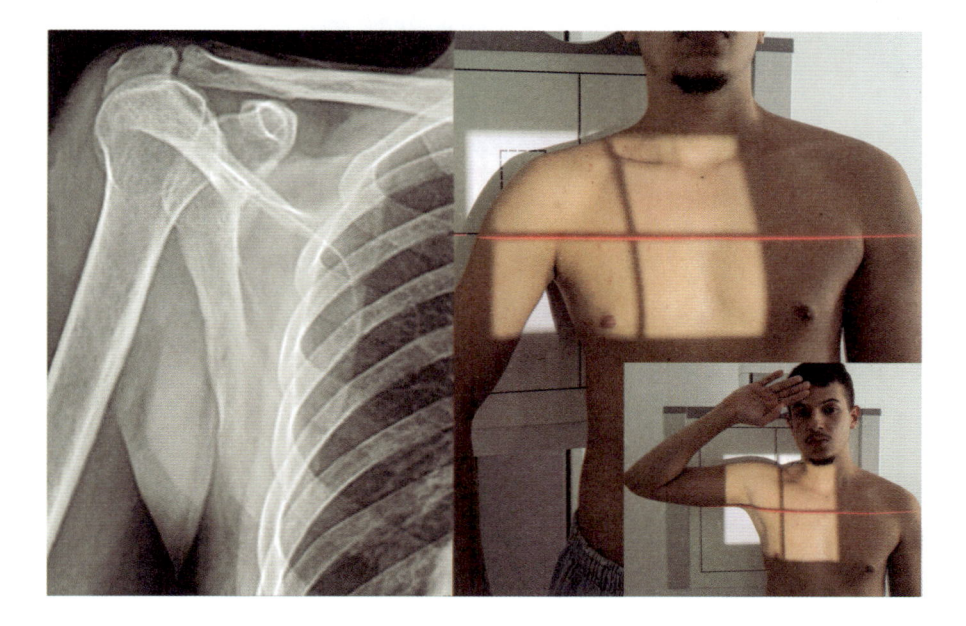

Escápula – perfil

Indicações	Traumas, fraturas e corpo estranho.
Paciente	Em ortostático em PA ou DV, corpo obliquado a 45°, braço estendido em posição neutra; centralizar a escápula em relação ao chassi ou RI.
Raio central	⊥ orientado para o centro da escápula.
DFF/DFR	1 m (100 cm).
Chassi/RI	24 × 30 cm ou 10 × 12" na longitudinal.
Observações	**Visualização:** escápula inteira em perfil. A incidência poderá ser realizada apoiando a mão na cintura. O paciente deve manter apneia expiratória.

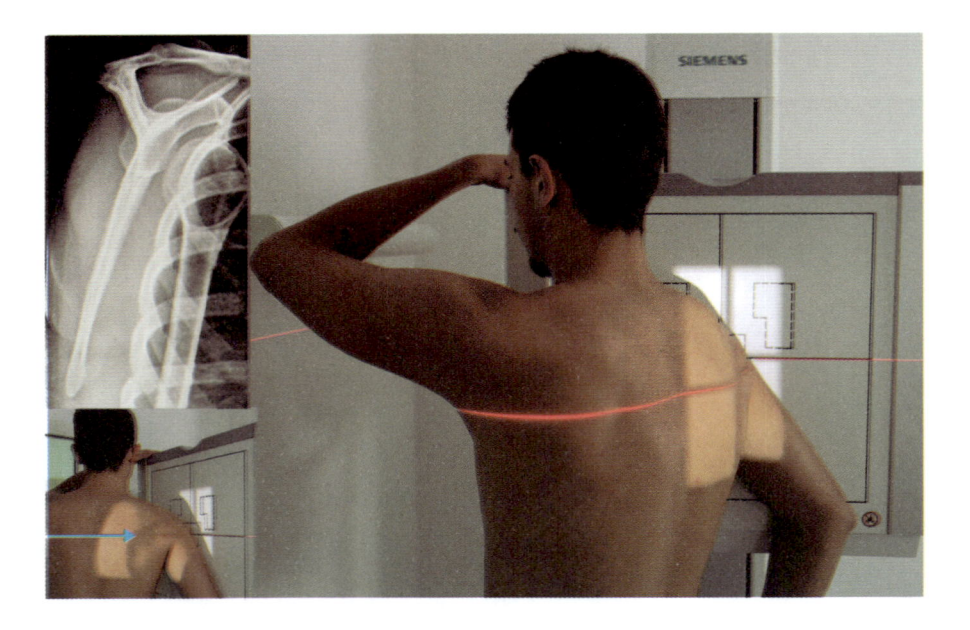

Ombro AP – neutro

Indicações	Para traumas, fraturas, luxações, calcificações, alterações articulares e corpo estranho.
Paciente	Em ortostático ou DD, braço estendido na posição neutra; rodar o corpo do paciente em direção ao lado a ser radiografado, para que o ombro fique em íntimo contato com a estativa; centralizar o ombro em relação ao chassi/RI.
Raio central	⊥ orientado para a art. glenoumeral.
DFF/DFR	1 m (100 cm).
Chassi/RI	18 × 24 cm ou 8 × 10" na longitudinal.
Observações	**Visualização:** úmero proximal, acrômio e clavícula lateral. O RC poderá sofrer angulação no sentido caudal de até 15° para abrir a art. acromioclavicular. O paciente deve manter apneia expiratória.

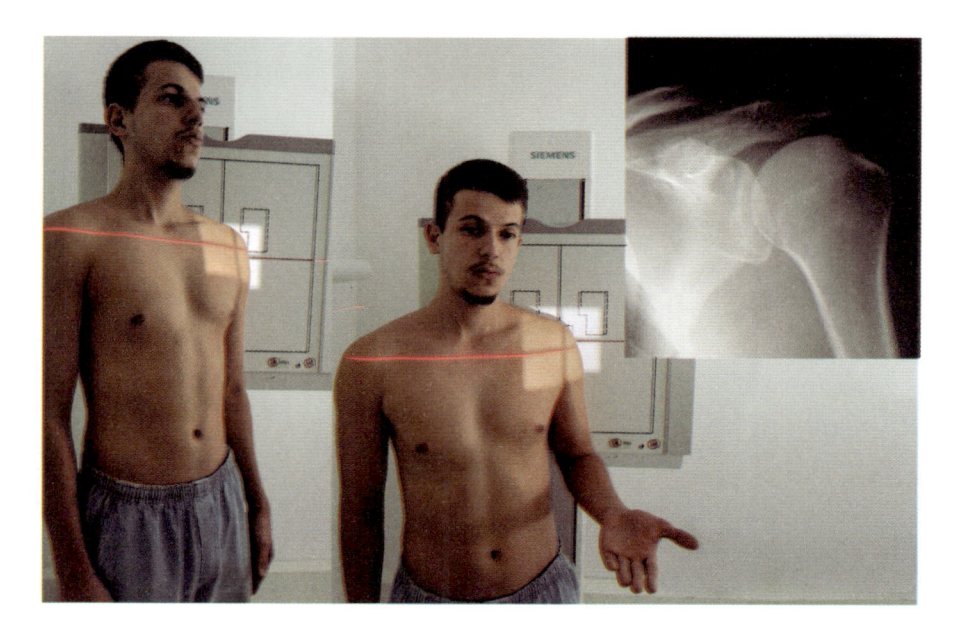

Ombro AP – rotação externa (RE)

Indicações	Para traumas, fraturas, luxações, calcificações, alterações articulares e corpo estranho.
Paciente	Em ortostático ou DD, braço estendido em supinação para RE; rodar o corpo do paciente em direção ao lado a ser radiografado, para deixar o ombro em íntimo contato com a estativa; centralizar o ombro em relação ao chassi/RI.
Raio central	⊥ orientado para a articulação do ombro.
DFF/DFR	1 m (100 cm).
Chassi/RI	18 × 24 cm ou 8 × 10" na longitudinal.
Observações	**Visualização:** úmero proximal, cabeça, colo, tubérculo maior e acrômio. O RC poderá sofrer angulação no sentido caudal de até 15° para abrir a art. acromioclavicular. O paciente deve manter apneia expiratória.

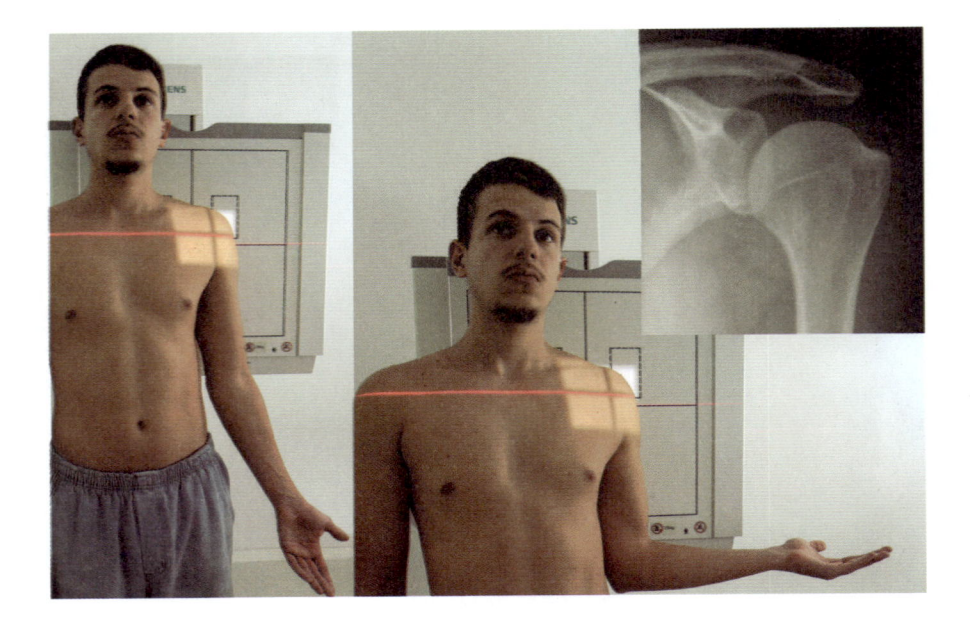

Ombro AP – rotação interna (RI)

Indicações	Para traumas, fraturas, luxações, calcificações, alterações articulares e corpo estranho.
Paciente	Em ortostático ou DD, braço estendido com o dorso da mão encostado na coxa; rodar o corpo do paciente em direção ao lado a ser radiografado, para que o ombro fique em íntimo contato com a estativa; centralizar o ombro em relação ao chassi ou RI.
Raio central	⊥ orientado para a articulação do ombro.
DFF/DFR	1 m (100 cm).
Chassi/RI	18 × 24 cm ou 8 × 10" na longitudinal.
Observações	**Visualização:** úmero proximal, cabeça, colo, tubérculo menor e acrômio. O RC poderá sofrer angulação no sentido caudal de até 15° para abrir a art. acromioclavicular. O paciente deve manter apneia expiratória.

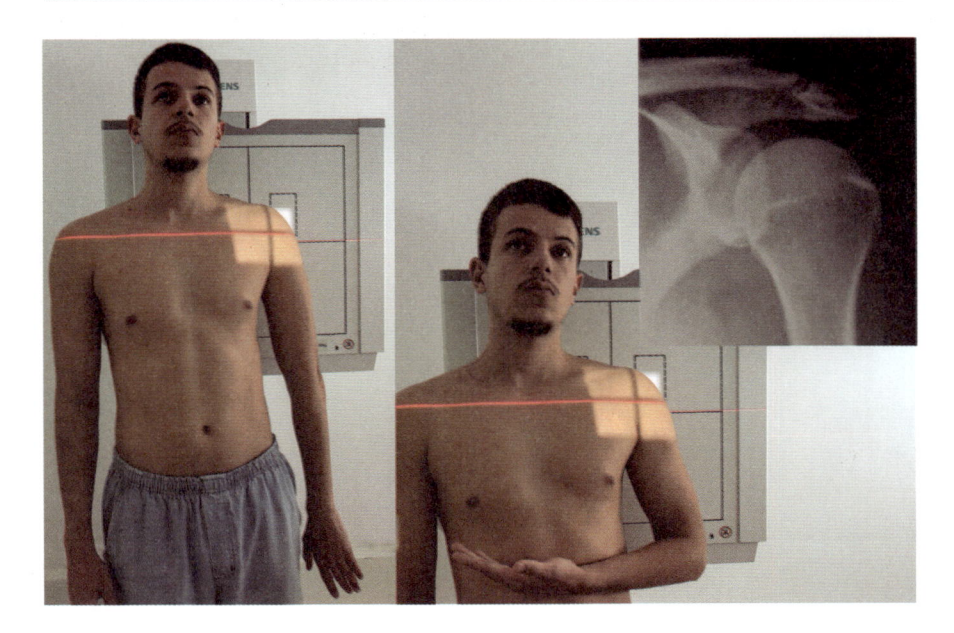

Ombro AP verdadeiro (método de Grashey)

Indicações	Para traumas, fraturas, luxações, calcificações, alterações articulares e avaliação da cavidade glenoide.
Paciente	Em ortostático ou DD, corpo obliquado a 40°, braço estendido em posição neutra; centralizar o ombro em relação ao chassi ou RI.
Raio central	⊥ orientado para a articulação do ombro.
DFF/DFR	1 m (100 cm).
Chassi/RI	18 × 24 cm ou 8 × 10" na longitudinal.
Observações	**Visualização:** úmero proximal, cabeça, colo e cavidade glenoide. O RC poderá sofrer angulação no sentido caudal de até 15° para abrir a art. acromioclavicular. O paciente deve manter apneia expiratória.

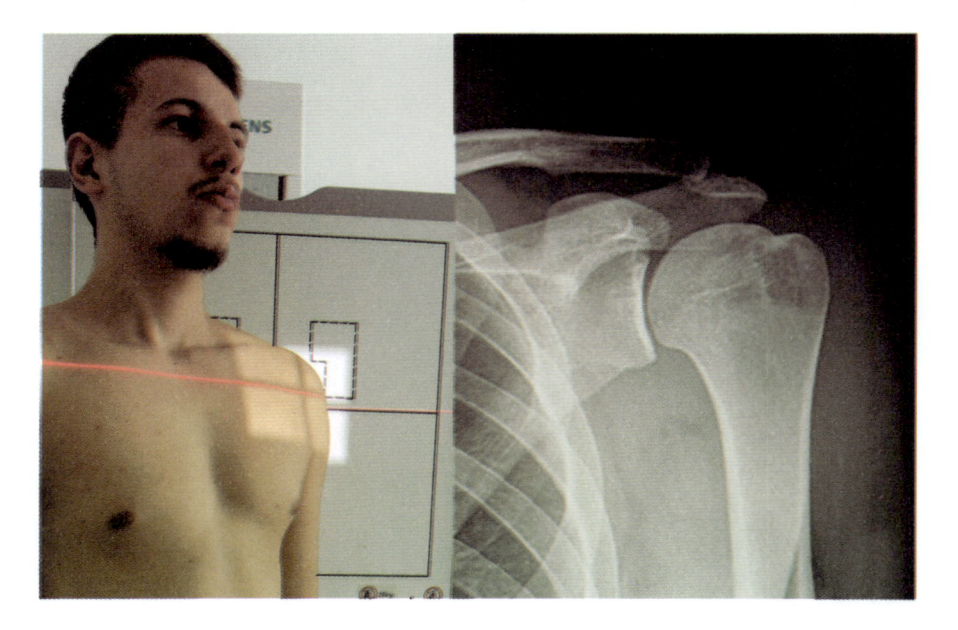

Ombro – perfil transtorácico

Indicações	Para traumas, fraturas, luxações, calcificações, alterações articulares e avaliação da cavidade glenoide.
Paciente	Em ortostático e em perfil, membro superior de interesse estendido em posição neutra, membro superior do lado oposto elevado sobre a cabeça; centralizar o ombro em relação ao chassi ou RI.
Raio central	Angulado 10° cranial, orientado para sair na cabeça umeral de interesse.
DFF/DFR	1 m (100 cm).
Chassi/RI	18 × 24 cm ou 8 × 10" na longitudinal.
Observações	**Visualização:** úmero proximal, cabeça, colo e cavidade glenoide. Utilizar técnica respiratória.

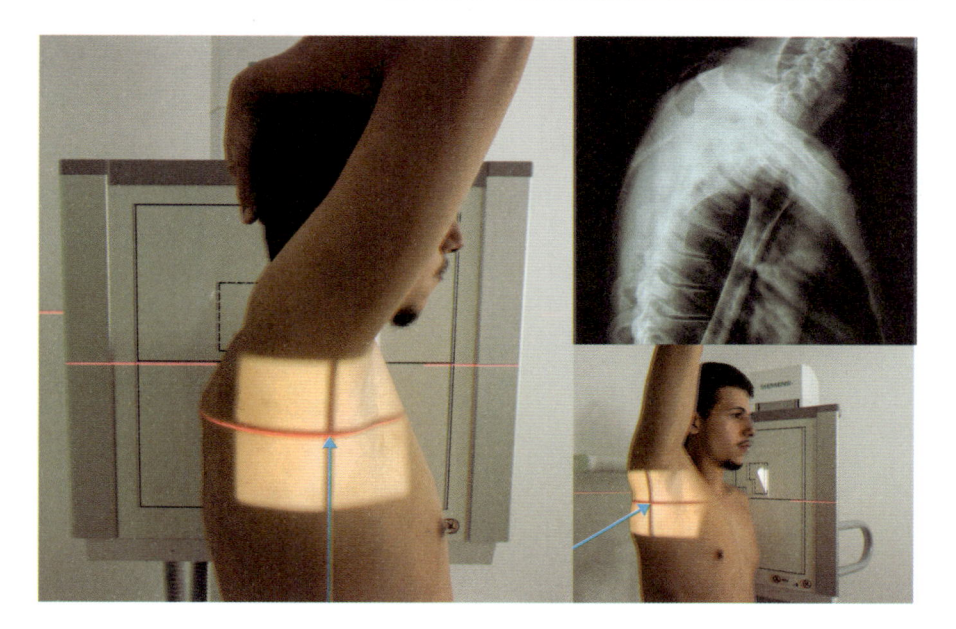

POSICIONAMENTOS RADIOLÓGICOS DOS MEMBROS SUPERIORES (MMSS)

Ombro – perfil axilar ínfero-superior (Lawrence)

Indicações	Para luxação, lesão na cabeça do úmero e tubérculos menor e maior.
Paciente	Em DD, braço em supinação e abduzido a 90° com o corpo, mão em supinação.
Raio central	Paralelo e distanciado do corpo em ± 20°, orientado para a região axilar.
DFF/DFR	1 m (100 cm).
Chassi/RI	18 × 24 cm ou 8 × 10" na longitudinal.
Observações	**Visualização:** úmero proximal, cabeça, colo, cavidade glenoide, tubérculos menor e maior. Incidência realizada com colimação adequada. O paciente deve manter apneia expiratória.

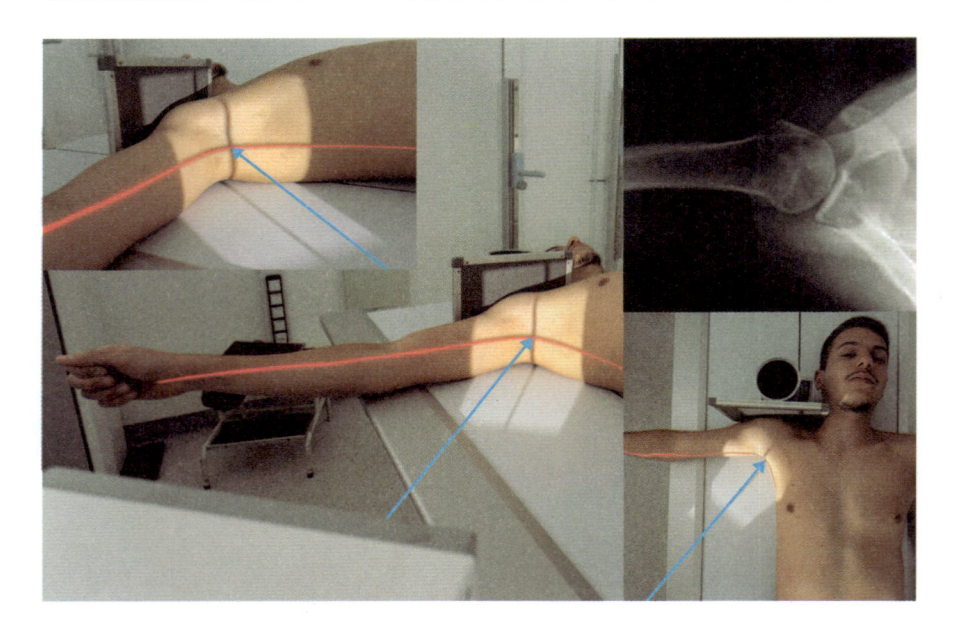

Ombro – perfil axilar ínfero-superior (West-Point)

Indicações	Para luxação, lesão na cabeça do úmero, tubérculos menor e maior.
Paciente	Em DV, elevar o tórax do plano da mesa; o membro superior deve estar pendente na lateral da mesa, em posição neutra.
Raio central	Angulado 25° lateromedial em relação ao corpo e 25° em relação à mesa, orientado para a art. glenoumeral posterior.
DFF/DFR	1 m (100 cm).
Chassi/RI	18 × 24 cm ou 8 × 10" na longitudinal.
Observações	**Visualização:** úmero proximal, cabeça, colo, cavidade glenoide, tubérculos menor e maior. O paciente deve manter apneia expiratória.

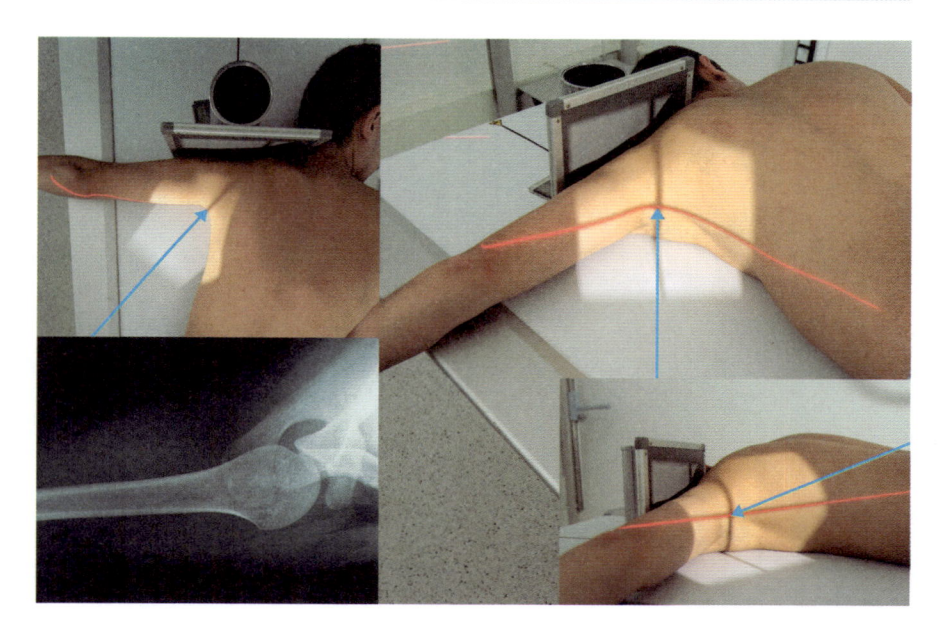

Ombro – perfil axial súpero-inferior

Indicações	Para luxação, lesão na cabeça do úmero, tubérculos menor e maior.
Paciente	Sentado próximo à extremidade da mesa, abduzir o braço e apoiá-lo sobre a mesa, mantendo o braço e o antebraço flexionados a 90° e a mão em pronação.
Raio central	Com ângulo de 20° caudal, orientado para a articulação do ombro.
DFF/DFR	1 m (100 cm).
Chassi/RI	18 × 24 cm ou 8 × 10" na longitudinal.
Observações	**Visualização:** úmero proximal, cabeça, colo, cavidade glenoide, tubérculos menor e maior. O paciente deve manter apneia expiratória.

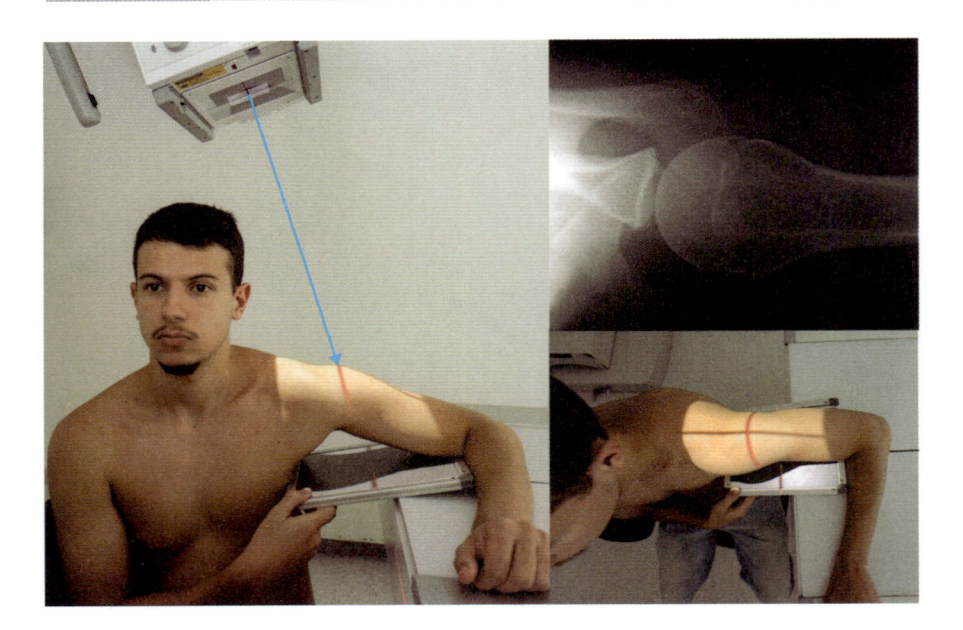

Ombro – túnel supraespinhoso (método de Neer)

Indicações	Para traumas, fraturas e luxações.
Paciente	Em ortostático, corpo obliquado a ± 55°; centralizar o ombro em relação ao chassi, mão apoiada na cintura.
Raio central	Com ângulo de 15° caudal, orientado para a articulação do ombro.
DFF/DFR	1 m (100 cm).
Chassi/RI	18 × 24 cm ou 8 × 10" na longitudinal.
Observações	**Visualização:** cabeça, colo e art. acromioclavicular. Túnel livre do ombro. O paciente deve manter apneia expiratória.

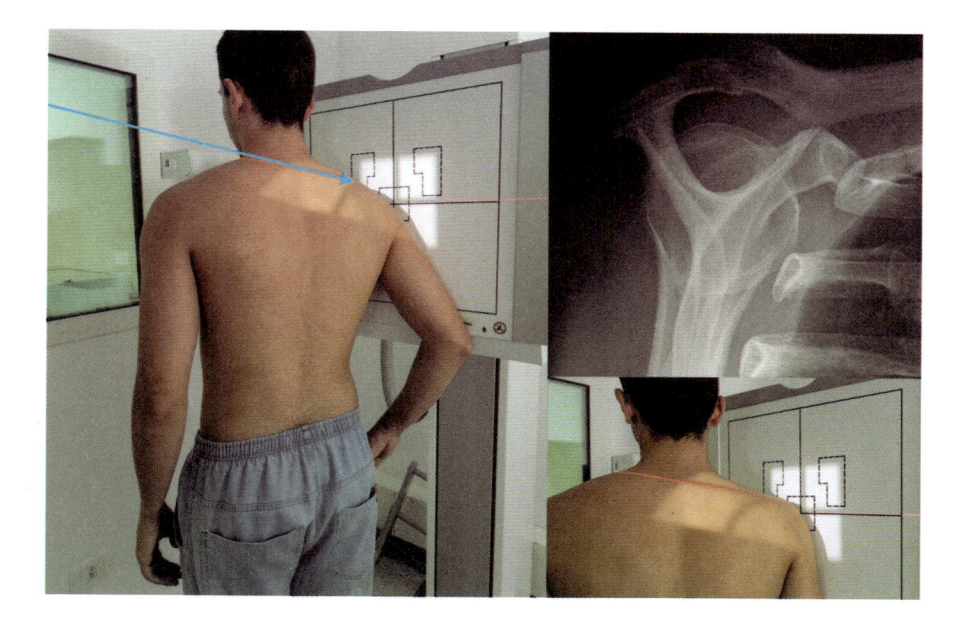

Ombro (Stryker/túnel do ombro)

Indicações	Para desgaste da borda superior e posterior da cabeça do úmero; determina a possibilidade e a razão para luxação recidivante.
Paciente	Em ortostático ou DD; centralizar o ombro em relação ao chassi, elevar o membro superior de interesse, apoiar a mão sobre a cabeça. O cotovelo do paciente deve estar voltado para frente.
Raio central	Angulado 10° cranial orientado para a cabeça do úmero.
DFF/DFR	1 m (100 cm).
Chassi/RI	18 × 24 cm ou 8 × 10" na longitudinal.
Observações	**Visualização:** cabeça, colo e art. acromioclavicular. O paciente deve manter apneia expiratória.

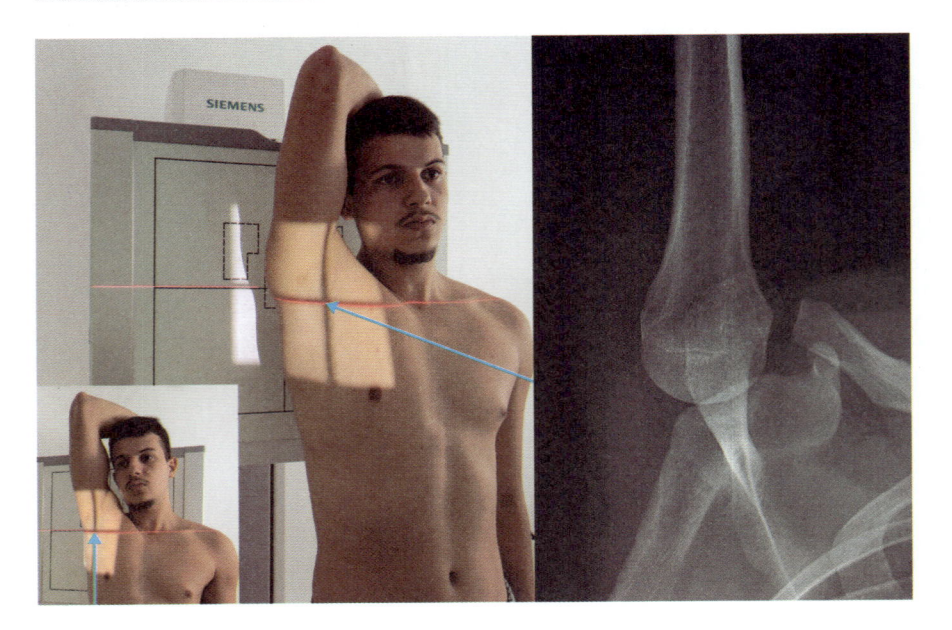

EXERCÍCIOS

1. **Qual é a posição correta para uma radiografia do ombro, para evidenciar o tubérculo maior?**

    a) Decúbito dorsal com braço ao lado do corpo.

    b) Decúbito ventral com braço estendido acima da cabeça.

    c) Paciente em pé ou sentado com o braço em rotação externa.

    d) Paciente em pé ou sentado com o braço em rotação interna.

    e) Decúbito lateral com braço fletido a 90°.

2. **Para uma radiografia em perfil do cotovelo, como deve estar o braço do paciente?**

    a) Braço estendido com a palma da mão voltada para cima.

    b) Braço fletido a 90° com o antebraço em posição neutra.

    c) Braço fletido a 45° com a palma da mão voltada para baixo.

    d) Braço estendido com o antebraço em posição neutra.

    e) Braço fletido a 90° com a palma da mão voltada para baixo.

3. **Qual é a posição adequada para obter uma radiografia do punho – frente?**

    a) Decúbito dorsal com punho em dorsiflexão.

    b) Decúbito ventral com punho em plantiflexão.

    c) Paciente em pé com punho em dorsiflexão.

    d) Paciente sentado com punho em posição neutra e palma voltada para baixo.

    e) Paciente sentado com punho em posição neutra e palma voltada para cima.

4. **Em uma incidência do ombro AP neutro, como deve estar o braço do paciente?**

    a) Braço em rotação interna com a mão no quadril.

    b) Braço em rotação externa com a mão na cabeça.

    c) Braço em rotação interna com a mão atrás das costas.

    d) Braço em rotação externa com a mão ao lado do corpo.

    e) Braço em rotação neutra com a mão ao lado do corpo.

5. **Qual é a posição correta para uma radiografia AP do antebraço?**

    a) Decúbito dorsal com antebraço em supinação.

    b) Sentado com antebraço em pronação.

    c) Decúbito lateral com antebraço em posição neutra.

    d) Sentado com antebraço em supinação.

    e) Decúbito dorsal com antebraço fletido a 90°.

6. **Para uma incidência lateral do punho, como deve estar o punho do paciente?**

    a) Punho em dorsiflexão com a palma voltada para baixo.

    b) Punho em dorsiflexão com a palma voltada para cima.

    c) Punho em posição neutra com a mão em supinação.

    d) Punho em posição neutra com a mão em pronação.

    e) Punho em perfil com a mão em perfil absoluto.

7. **Qual é a posição correta para obter uma radiografia da mão – frente?**

    a) Decúbito dorsal com mão em pronação.

    b) Decúbito dorsal com mão em supinação.

    c) Paciente sentado com mão em pronação e dedos estendidos.

    d) Paciente sentado com mão em supinação e dedos estendidos.

    e) Paciente em pé com mão em pronação e dedos fletidos.

8. **Na incidência AP do cotovelo, como deve estar posicionado o braço?**

    a) Braço estendido com antebraço em supinação.

    b) Braço fletido a 90° com antebraço em pronação.

    c) Braço estendido com antebraço em pronação.

    d) Braço fletido a 45° com antebraço em supinação.

    e) Braço estendido com antebraço em rotação externa a 45°.

9. **Para uma radiografia lateral do úmero, como deve estar posicionado o braço?**

    a) Braço ao lado do corpo com rotação externa.

    b) Braço ao lado do corpo com cotovelo estendido.

    c) Braço elevado acima da cabeça com cotovelo estendido.

    d) Braço ao lado do corpo com cotovelo fletido a 45°.

    e) Braço cruzado sobre o peito com cotovelo fletido a 90°.

10. **Qual é a posição correta para uma radiografia AP da clavícula?**

    a) Paciente em pé ou sentado com braço ao lado do corpo.

    b) Decúbito dorsal com braço fletido a 90°.

    c) Decúbito lateral com braço estendido.

    d) Paciente em pé com braço fletido a 45°.

    e) Paciente em pé ou sentado com braço em rotação externa.

ARREMATANDO AS IDEIAS

Neste capítulo, exploramos as principais técnicas e os procedimentos radiológicos utilizados na obtenção de imagens dos MMSS. A correta execução desses posicionamentos é fundamental para garantir a precisão diagnóstica e a qualidade das imagens, elementos essenciais na prática clínica radiológica.

Ao concluir este capítulo, acreditamos que você, leitor, tenha adquirido um conhecimento detalhado e prático sobre os procedimentos radiológicos dos MMSS, estando apto a aplicar esses conceitos de maneira eficiente e segura na prática clínica. A contínua revisão e prática dessas técnicas garantirão a manutenção da excelência na qualidade das imagens e no cuidado ao paciente.

CAPÍTULO 4

Posicionamentos radiológicos do tórax e abdome

Convidamos você a refletir sobre os diferentes usos das radiografias do tórax e abdome. O que você conhece sobre as diversas utilidades desse exame? E quais são os desafios que esse tipo de exame traz aos profissionais? A massa corpórea, a posição do paciente, o tipo de lesão, vários fatores podem interferir na obtenção das imagens que auxiliarão o diagnóstico. O que podemos fazer para garantir que o paciente seja bem atendido e que os resultados dos exames sejam os mais claros possíveis?

IMPORTÂNCIA DA RADIOGRAFIA DE TÓRAX NO DIAGNÓSTICO

O estudo radiográfico do tórax é realizado frequentemente nas clínicas e hospitais. Quais as principais alterações que podemos observar neste exame? Quais informações críticas podem ser obtidas a partir de uma imagem bem realizada do tórax?

Pense em um paciente com suspeita de pneumonia. Como um posicionamento inadequado pode comprometer a visualização das áreas pulmonares e influenciar negativamente o diagnóstico e o tratamento? Nesse último caso, sabemos que, se o paciente for posicionado obliquado, ou seja, com uma angulação, isso pode comprometer a visualização das estruturas anatômicas e influenciar no diagnóstico. Por isso, frisamos aqui e continuaremos frisando: é de extrema importância estar atento ao posicionamento correto.

DESAFIOS DO POSICIONAMENTO DA REGIÃO ABDOMINAL

Quais são os principais desafios ao realizar radiografias do abdome, especialmente em pacientes com condições como ascite ou obesidade? Como essas condições podem afetar a qualidade da imagem?

Como exercício, imagine um paciente obeso com dor abdominal aguda. Reflita sobre como o conhecimento e a adaptação da técnica de posicionamento podem garantir uma imagem clara e diagnóstica, mesmo em situações difíceis.

Realizar radiografias do abdome em pacientes com condições como ascite (acúmulo de líquido na cavidade abdominal) ou obesidade apresenta vários desafios que podem impactar a qualidade das imagens obtidas. A seguir, elencamos os principais desafios e como essas condições afetam a qualidade das radiografias:

Posicionamento do paciente

Dificuldades de posicionamento: em pacientes obesos, o posicionamento correto pode ser desafiador devido ao volume abdominal, o que pode dificultar a obtenção de ângulos adequados para a radiografia. O técnico pode precisar de ajuda extra ou de equipamentos especiais para garantir que o paciente esteja adequadamente posicionado.

Impossibilidade de manter posições: pacientes com ascite podem ter um desconforto abdominal que dificulta a realização de posições adequadas durante o exame. O profissional deve ser sensível a essa situação e pode precisar ajustar as técnicas de posicionamento para melhorar o conforto do paciente.

Exposição à radiação

Ajuste da dose de radiação: pacientes obesos podem exigir um aumento na dose de radiação para que ela penetre adequadamente através do tecido adiposo e para que se obtenham imagens nítidas. Isso aumenta o risco de exposição desnecessária à radiação. O técnico deve balancear a necessidade de obter imagens claras e a preocupação com a segurança do paciente.

Dificuldade em atingir as estruturas internas: a ascite pode dificultar a visualização de órgãos e estruturas internas, pois o líquido pode obscurecer as imagens e resultar em diagnósticos errôneos. A variação na densidade do líquido pode afetar a radiografia, dificultando a identificação de lesões ou outras condições.

Qualidade da imagem

Obscuridade das imagens: o líquido acumulado na cavidade abdominal, como em casos de ascite, pode causar um efeito de "desfoque" nas radiografias, dificultando a visualização de órgãos como fígado, baço e rins. O líquido pode se acumular em certas áreas e obscurecer detalhes importantes, levando a uma interpretação errônea das imagens.

Dificuldade de avaliação de estruturas internas

Dificuldade em visualizar a cavidade abdominal: a ascite pode não apenas obscurecer órgãos, mas também dificultar a identificação de outras condições, como obstruções intestinais, pneumoperitônio ou massas abdominais. Isso pode comprometer a eficácia do diagnóstico.

Identificação de condições subjacentes: em pacientes obesos, a gordura intra-abdominal pode dificultar a visualização de condições que não estão diretamente relacionadas à obesidade, como cálculos renais ou apendicite.

Mobilidade e conforto do paciente

Mobilidade limitada: pacientes obesos podem ter dificuldade para se mover e se posicionar corretamente, o que pode levar a uma experiência desconfortável e estressante durante o exame. O técnico de radiologia deve ter paciência e estar preparado para ajudar na movimentação do paciente.

Conforto durante o exame: o desconforto abdominal associado à ascite pode tornar o exame radiográfico desafiador. Pacientes com ascite podem sentir dor ou desconforto ao serem posicionados para a radiografia, e é essencial que o profissional utilize métodos que minimizem essa dor.

Considerações técnicas

Uso de técnicas de imagem avançadas: em alguns casos, pode ser necessário utilizar técnicas de imagem complementares, como ultrassonografia ou tomografia computadorizada (TC), para obter uma avaliação mais precisa do abdome. Isso pode aumentar a carga de trabalho do profissional de radiologia.

Ajuste dos parâmetros de exposição: o técnico deve ter conhecimento sobre como ajustar os parâmetros de exposição para otimizar as imagens, levando em consideração o volume abdominal e a densidade dos tecidos.

Estratégias para superar os desafios

1. Protocolos de posicionamento flexíveis: desenvolver e aplicar protocolos de posicionamento que considerem as limitações dos pacientes com ascite ou obesidade, garantindo que os técnicos de radiologia sejam treinados para lidar com essas situações.

2. Comunicação clara com o paciente: explicar o procedimento ao paciente e certificar-se que ele esteja confortável e ciente das posições que precisa manter pode ajudar a minimizar a ansiedade e o desconforto durante o exame.

3. Ajuste cuidadoso da exposição: o uso de técnicas de colimação e exposição cuidadosa pode ajudar a otimizar a qualidade da imagem, reduzindo a exposição à radiação e melhorando a visualização das estruturas internas.

Esses desafios ressaltam a complexidade de realizar radiografias do abdome em pacientes com ascite ou obesidade, exigindo habilidades técnicas, sensibilidade e uma abordagem cuidadosa para garantir que as imagens obtidas sejam diagnósticas e seguras.

ANATOMIA E POSICIONAMENTO DO TÓRAX E ABDOME

Como um entendimento claro da anatomia do tórax e do abdome pode influenciar a escolha do posicionamento radiográfico? Que estruturas anatômicas são essenciais para obter imagens diagnósticas de alta qualidade, levando em consideração que muitas vezes também avaliamos partes moles destas regiões?

Pense em um caso em que o conhecimento anatômico aprofundado permitiu a identificação de uma condição clínica que poderia ter sido perdida com um posicionamento inadequado. Como esse conhecimento pode impactar a detecção precoce e o tratamento eficaz de doenças?

Exemplo prático: identificação de uma condição clínica

Imagine um caso em que um paciente chega com queixas de dor abdominal e dificuldade respiratória. Durante a radiografia do tórax, o técnico, com um conhecimento anatômico aprofundado, identifica um derrame pleural significativo. No entanto, a posição inicial do paciente não permitia uma visualização adequada da base pulmonar.

Após reconhecer a situação, o técnico decide reposicionar o paciente para uma projeção lateral, o que permite melhor visualização do espaço pleural. A imagem revela não apenas o derrame, mas também uma massa que estava anteriormente oculta. Essa descoberta leva à solicitação de exames adicionais e, eventualmente, a um diagnóstico precoce de câncer de pulmão.

Por conta do conhecimento do técnico, podemos notar que houve um impacto na detecção precoce e a indicação e o planejamento de tratamento eficaz.

Diagnóstico precoce: um entendimento claro da anatomia permite que o técnico faça escolhas de posicionamento que maximizem a visualização de áreas críticas, possibilitando a identificação de condições que poderiam ser perdidas em imagens mal posicionadas.

Planejamento do tratamento: a identificação de anormalidades em estágios iniciais pode levar a intervenções terapêuticas mais eficazes, melhorando o prognóstico do paciente. No exemplo, a detecção precoce da massa pulmonar poderia permitir a realização de tratamentos menos invasivos e mais eficazes, como cirurgia ou quimioterapia em estágios iniciais da doença.

Você percebe como o conhecimento aprofundado da anatomia do tórax e do abdome é essencial para a prática da radiologia? Ele não apenas orienta o técnico na escolha do posicionamento correto, mas também permite uma avaliação precisa das partes moles e estruturas internas. Isso, por sua vez, impacta diretamente a detecção precoce de condições clínicas e a implementação de tratamentos adequados, melhorando significativamente os desfechos para os pacientes.

Os principais pontos abordados a seguir incluem:

- Anatomia radiológica do tórax e abdome: demonstraremos a anatomia essencial dessas regiões, destacando estruturas ósseas, órgãos e tecidos moles que devem ser visualizados nos diferentes estudos radiográficos.

- Projeções radiológicas: discutiremos as incidências de rotina e as principais incidências complementares para o tórax e o abdome, incluindo:

    - tórax em PA, perfil, arcos costais e simulação de exame no leito;
    - algumas incidências complementares para avaliação do pulmão e mediastino;
    - abdome em AP com paciente em DD e ortostático;

- incidências complementares para avaliação de órgãos abdominais e patologias específicas.

■ Técnicas de posicionamento: detalharemos as técnicas corretas de posicionamento do paciente para garantir imagens de alta qualidade, enfatizando a importância do alinhamento adequado da área radiografada e do controle da respiração, com apneia correta.

■ Critérios de avaliação das imagens: apresentaremos os critérios para avaliar a qualidade das imagens radiológicas, incluindo a nitidez, o contraste, a definição das estruturas anatômicas e a ausência de artefatos que possam comprometer a qualidade e interpretação.

■ Considerações de segurança: reforçaremos sempre as práticas de segurança radiológica, tanto para o paciente quanto para os profissionais e acompanhantes, destacando a importância da utilização correta dos EPIs contra a radiação e da aplicação dos princípios ALARA.

FICHAS DE POSICIONAMENTO RADIOLÓGICO

Tórax – PA

Indicações	Para alterações pulmonares, pneumonia, tuberculose, enfisema, pneumotórax e avaliação do mediastino, entre outros.
Paciente	Em ortostático, PA, PMS posicionado sobre a LCE, mãos nos quadris, ombros e cotovelos voltados para frente.
Raio central	⊥ na horizontal, orientado para o centro do tórax (nível T7).
DFF/DFR	1,80 m (180 cm).
Chassi/RI	35 × 43 cm na longitudinal ou 14 × 18" longitudinal em relação ao ombro.
Observações	Em apneia após inspiração profunda. **Visualização:** pulmões, incluindo os ápices, diafragma, área cardíaca e seios costofrênicos.

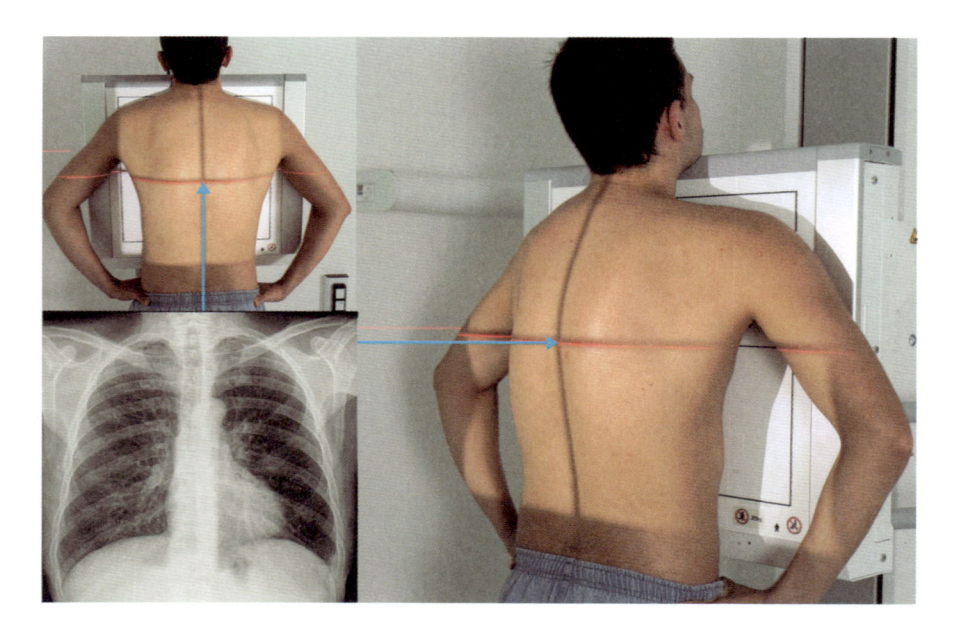

Tórax – perfil

Indicações	Para alterações pulmonares, pneumonia, tuberculose, enfisema, pneumotórax e avaliação do mediastino, entre outros.
Paciente	Em ortostático; em perfil, preferencialmente esquerdo, PMS paralelo à LCE, braços elevados sobre a cabeça.
Raio central	⊥ na horizontal, orientado para a lateral do tórax (nível T7).
DFF/DFR	1,80 m (180 cm).
Chassi/RI	35 × 43 cm na longitudinal ou 14 × 18" longitudinal em relação ao ombro.
Observações	Em apneia após inspiração profunda. **Visualização:** pulmões, coração, grandes vasos e seios costofrênicos posteriores.

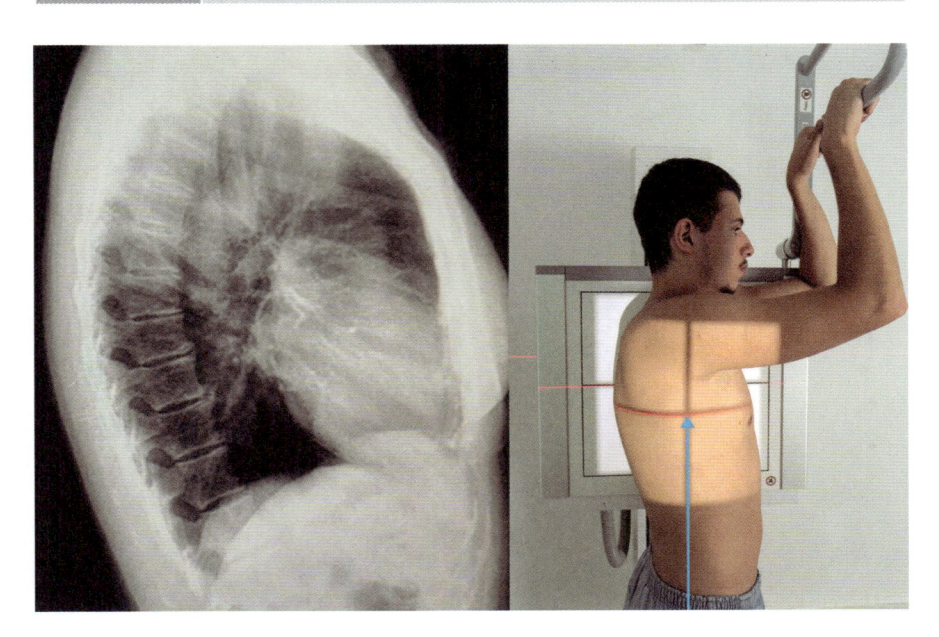

Tórax – ápico-lordótico AP

Indicações	Para alterações pulmonares, pneumonia, tuberculose, enfisema, pneumotórax e avaliação do mediastino, entre outros.
Paciente	Em ortostático; em AP, distante do receptor ± 30 cm, mãos nos quadris, ombros voltados para frente, corpo inclinado para trás, PMS posicionado sobre a LCE.
Raio central	⊥ na horizontal, orientado para o centro do osso esterno.
DFF/DFR	1,80 m (180 cm).
Chassi/RI	24 × 30 cm ou 10 × 14" na transversal em relação ao RC.
Observações	Em apneia após inspiração profunda. **Visualização:** ápices pulmonares.

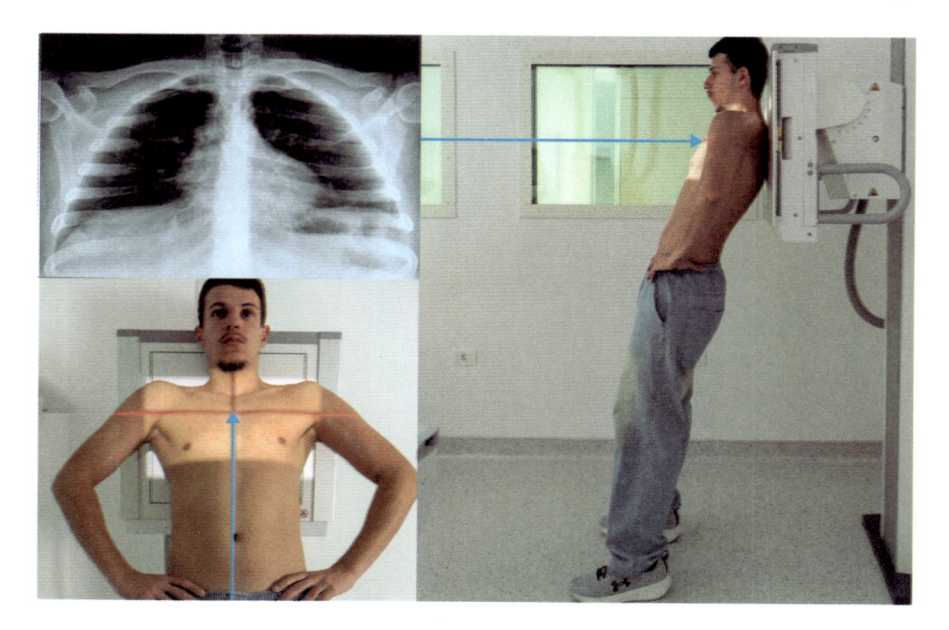

Tórax – decúbito lateral AP (incidência de Hjelm-Laurell)

Indicações	Para avaliações de alterações pulmonares e derrame pleural.
Paciente	Em DLD/DLE, conforme solicitação médica. Em AP, sobre uma prancha (material radiotransparente), PMS transversal à LCE, braços elevados, pernas em semiflexão.
Raio central	⊥ na horizontal, orientado para o centro do hemitórax de interesse.
DFF/DFR	1,80 m (180 cm) – com Bucky.
Chassi/RI	35 × 43 cm ou 14 × 18" longitudinal (em relação à estrutura), posicionado em relação ao ombro.
Observações	Em apneia após inspiração profunda. **Visualização:** pulmão do lado de interesse para estudo de derrame pleural (nível líquido).

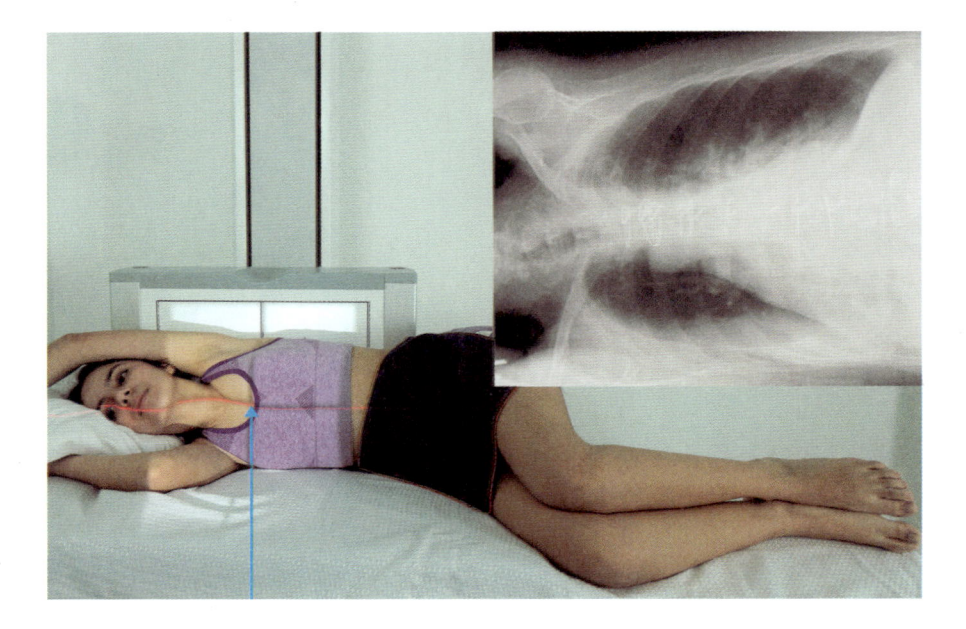

Tórax – AP no leito

Indicações	Para alterações pulmonares, pneumonia, tuberculose, enfisema, pneumotórax e avaliação do mediastino, entre outros.
Paciente	Em DD elevado ou sentado; AP, braços estendidos e abduzidos ao corpo.
Raio central	⊥ ao chassi na horizontal/vertical, orientado para o centro do tórax.
DFF/DFR	± 1,20 m (120 cm).
Chassi/RI	35 × 43 cm ou 14 × 18" longitudinal (em relação à estrutura), posicionado em relação ao ombro.
Observações	Incidência realizada sem Bucky; toda a simulação para esta imagem do posicionamento foi realizada dentro do laboratório do Senac Tiradentes. **Visualização:** pulmões e área cardíaca.

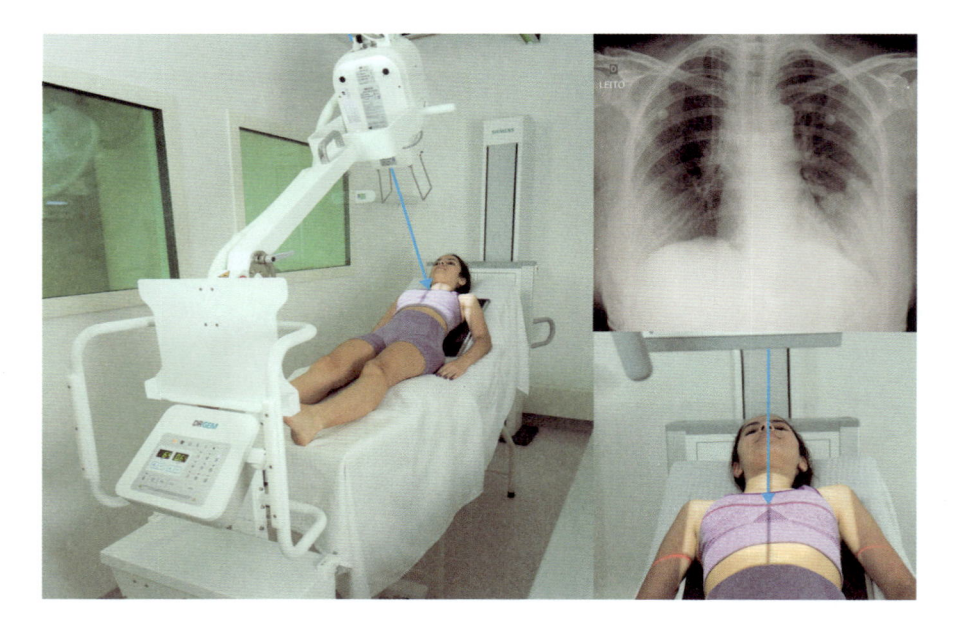

Laringe e traqueia – AP (vias aéreas superiores)

Indicações	Para diagnosticar lesões orgânicas ou funcionais localizadas na cavidade oral, orofaringe, hipofaringe, laringe e cordas vocais, além de corpo estranho.
Paciente	Em ortostático; em AP, PMS posicionado sobre a LCE, cervical em ligeira extensão, braços estendidos.
Raio central	⊥ na horizontal, orientado 2 cm acima da incisura jugular.
DFF/DFR	1 m (100 cm) – com Bucky.
Chassi/RI	18 × 24 cm ou 10 × 12" na longitudinal, posicionado em relação ao RC.
Observações	Incidência realizada em inspiração. **Visualização:** laringe e traqueia.

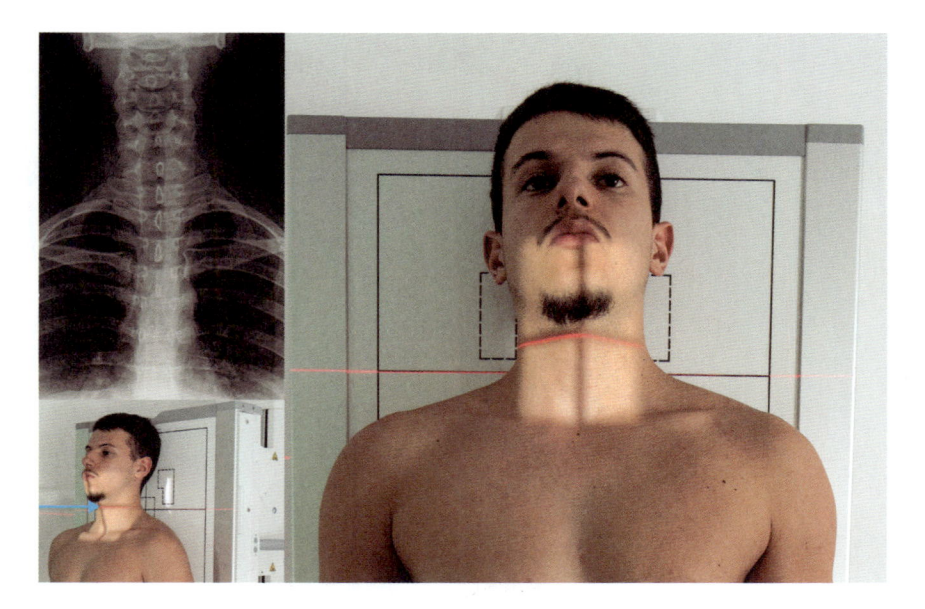

Laringe e traqueia – perfil (vias aéreas superiores)

Indicações	Para diagnosticar lesões orgânicas ou funcionais localizadas na cavidade oral, orofaringe, hipofaringe, laringe e cordas vocais, além de corpo estranho.
Paciente	Em ortostático, ou sentado, lateralizado, cervical em ligeira extensão, braços estendidos.
Raio central	⊥ na horizontal, orientado ao nível do osso hioide.
DFF/DFR	1 m (100 cm) – com Bucky.
Chassi/RI	18 × 24 cm ou 10 × 12" na longitudinal, posicionado em relação ao RC.
Observações	Incidência realizada em inspiração. **Visualização:** laringe e traqueia.

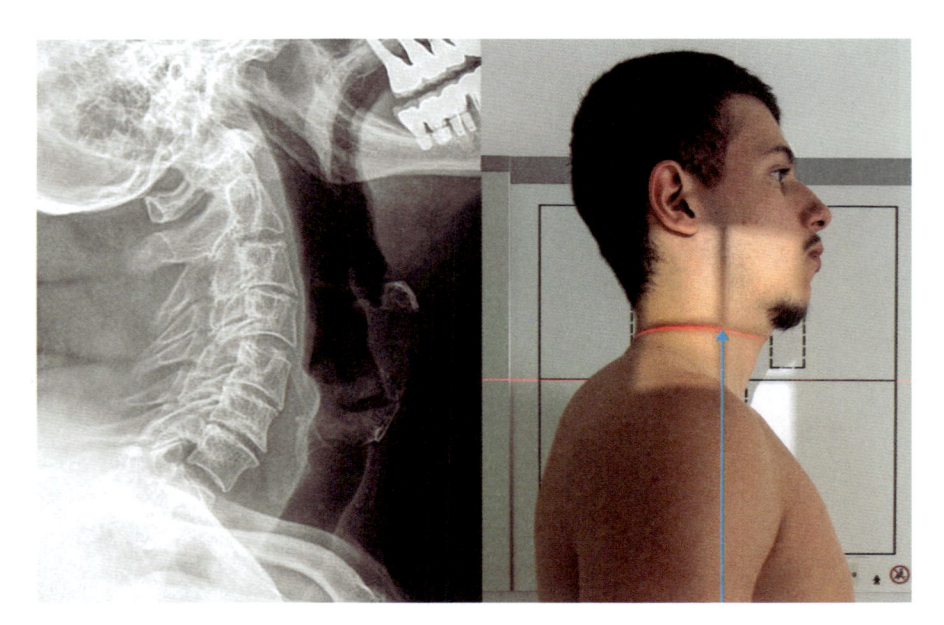

Arcos costais – frente

Indicações	Para trauma, fratura e corpo estranho.
Paciente	Em DD ou DV ou ortostático; em AP ou PA; hemitórax projetado sobre a LCM/E, braços estendidos e abduzidos.
Raio central	⊥ na vertical/horizontal, orientado para o centro do hemitórax.
DFF/DFR	1 m (100 cm) – com Bucky.
Chassi/RI	30 × 40 cm ou 14 × 18" na longitudinal, posicionado em relação ao ombro.
Observações	Quando solicitado bilateral, o PMS deverá ser posicionado sobre a LCM/E. Quando a suspeita for nos AC anteriores, realizar preferencialmente em PA; quando a suspeita for nos AC posteriores, realizar preferencialmente em AP. Em apneia inspiratória para AC superiores e em apneia expiratória para AC inferiores. **Visualização:** arcos costais.

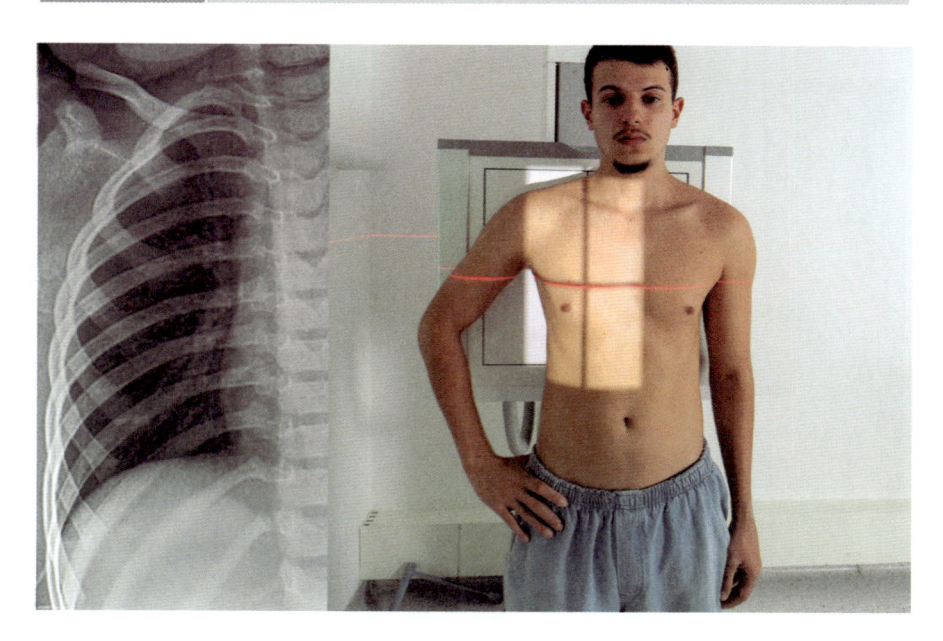

Arcos costais – oblíqua

Indicações	Para trauma, fratura e corpo estranho.
Paciente	Em DD ou DV ou ortostático; em AO ou OP; PMS a 45°, hemitórax projetado sobre a LCM/E, braços estendidos e abduzidos.
Raio central	⊥ na vertical/horizontal, orientado para o centro do hemitórax.
DFF/DFR	1 m (100 cm) – com Bucky.
Chassi/RI	30 × 40 cm ou 14 × 18" na longitudinal, posicionado em relação ao ombro.
Observações	Quando solicitado bilateral, o PMS deverá ser posicionado sobre a LCM/E. Quando a suspeita for nos AC anteriores, realizar preferencialmente em AO, com o lado de interesse afastado do filme; quando a suspeita for nos AC posteriores, realizar preferencialmente em OP, com o lado de interesse próximo ao filme. Em apneia inspiratória para AC superiores e em apneia expiratória para AC inferiores. **Visualização:** arcos costais e osso esterno.

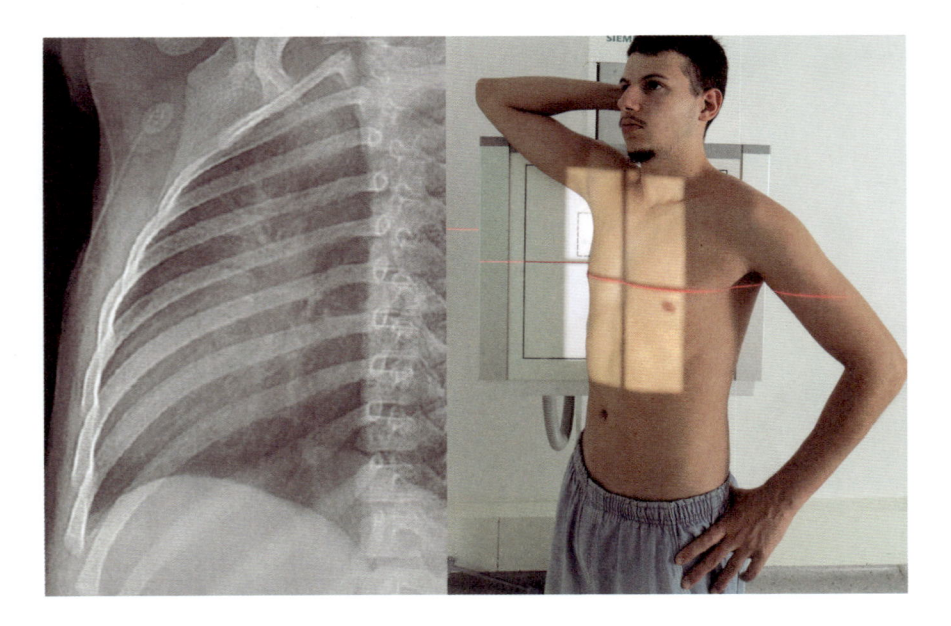

Esterno – oblíqua (posição de nadador)

Indicações	Para fraturas e corpo estranho.
Paciente	Em ortostático; em PA; PMS de 15° a 30°, projeção do esterno sobre a LCE/M, braço direito estendido, braço esquerdo elevado sobre a cabeça.
Raio central	⊥ na vertical/horizontal, orientado para o centro do osso esterno.
DFF/DFR	1 m (100 cm) – com Bucky.
Chassi/RI	18 × 24 cm ou 8 × 10" na longitudinal.
Observações	Em apneia expiratória. **Visualização:** osso esterno visto de frente.

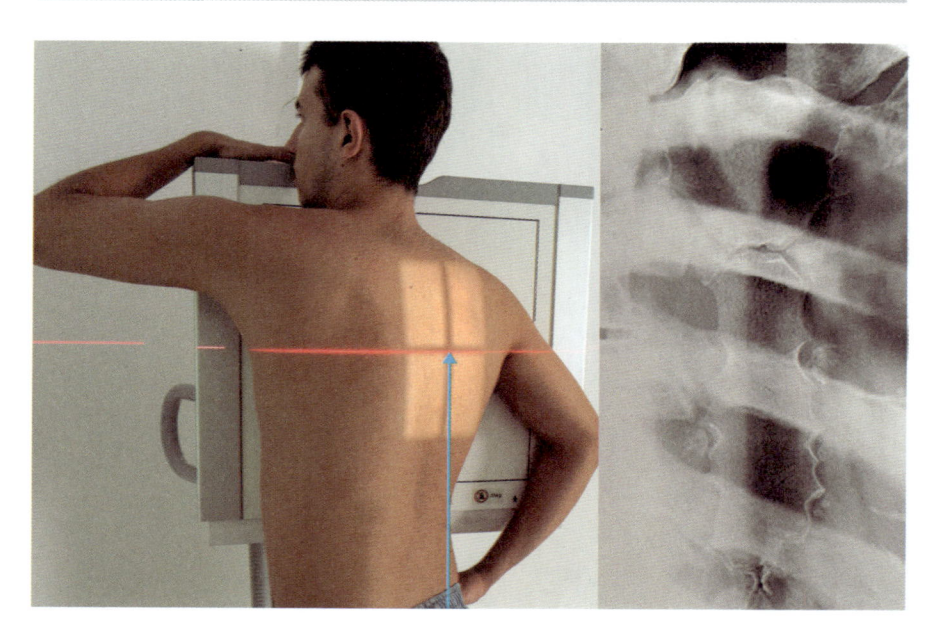

Esterno – perfil

Indicações	Para fraturas e corpo estranho.
Paciente	Em ortostático; PMS paralelo, projeção do esterno sobre a LCE, braços estendidos e para trás.
Raio central	⊥ na horizontal, orientado para a lateral do tórax no centro do osso esterno.
DFF/DFR	1 m (100 cm) – com Bucky.
Chassi/RI	18 × 24 cm ou 8 × 10" na longitudinal, posicionado em relação à incisura jugular.
Observações	Em apneia após inspiração profunda. **Visualização:** osso esterno em perfil.

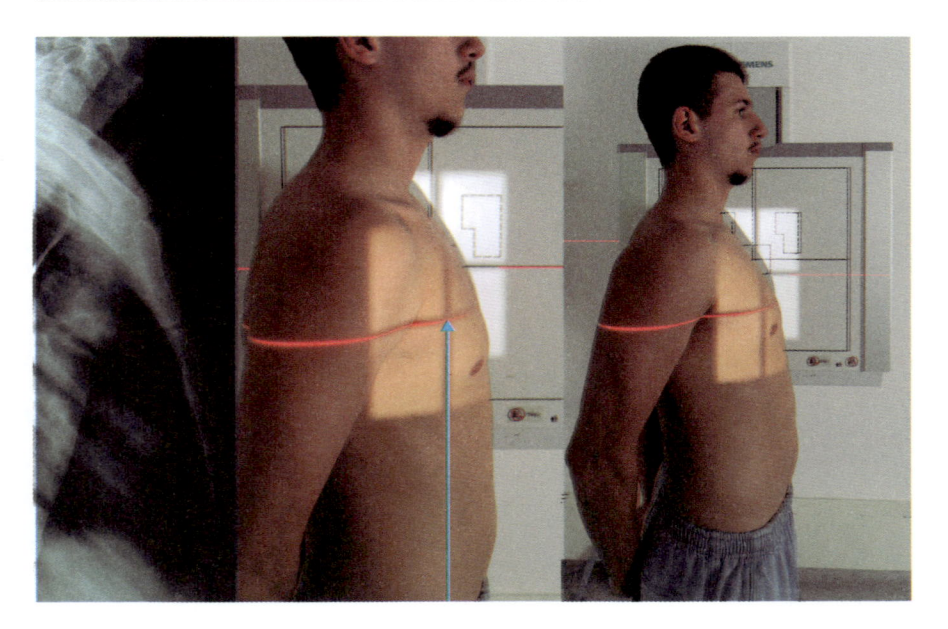

Abdome simples

Indicações	Para presença de intestino preso, gases, diarreia, náuseas, vômitos, sangue na urina, drenos, objetos indevidos, massas abdominais ou dor a esclarecer.
Paciente	Em DD, posicionado sobre a LCM, pernas estendidas, braços estendidos e abduzidos ao corpo.
Raio central	⊥ na vertical, orientado ao nível das cristas ilíacas.
DFF/DFR	1 m (100 cm) – com Bucky.
Chassi/RI	35 × 43 cm ou 14 × 18" na longitudinal, posicionado em relação ao RC.
Observações	Em apneia após expiração. **Visualização:** rins, alças intestinais, músculo psoas, acúmulo de gás e bolo fecal.

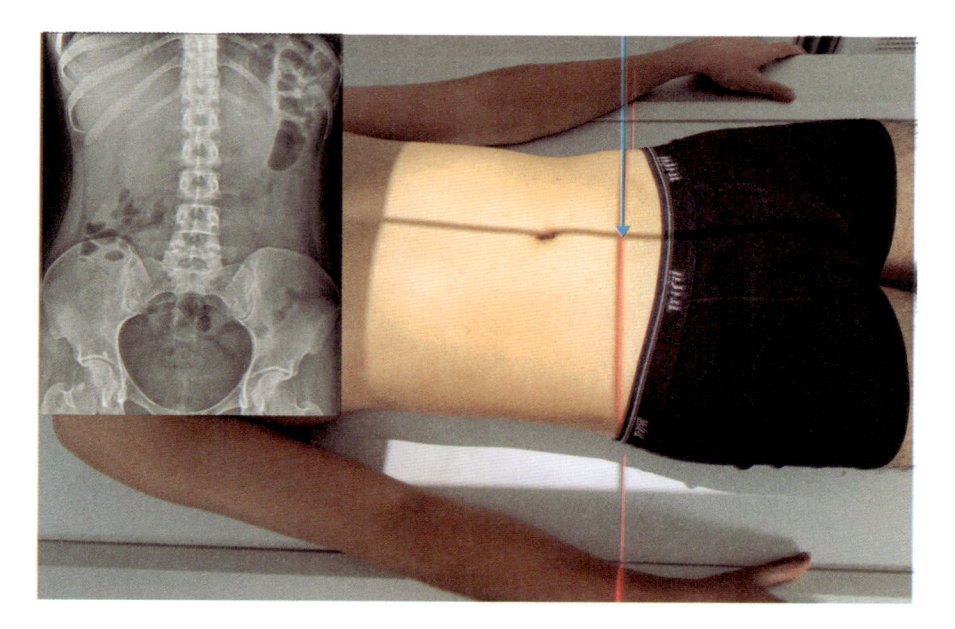

Abdome – frente ortostático

Indicações	Para presença de intestino preso, gases, diarreia, náuseas, vômitos, sangue na urina, drenos, objetos indevidos, massas abdominais ou dor a esclarecer.
Paciente	Em ortostático; em AP, PMS projetado sobre a LCE, braços estendidos e abduzidos.
Raio central	⊥ na horizontal, orientado 5 cm acima das cristas ilíacas.
DFF/DFR	1 m (100 cm) – com Bucky.
Chassi/RI	35 × 43 cm ou 14 × 18" na longitudinal, posicionado em relação ao RC.
Observações	**Visualização:** rins, alças intestinais, músculo psoas, acúmulo de gás, líquido ou pneumoperitônio. Comentários: o abdome em ortostático faz parte da rotina de abdome agudo (tórax PA ou cúpulas diafragmáticas, abdome simples e abdome ortostático).

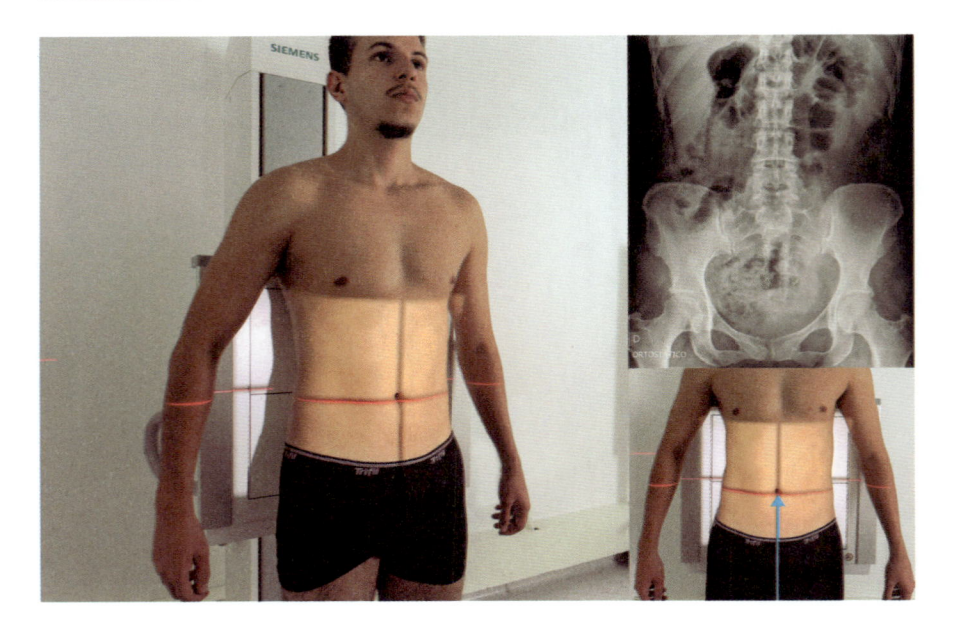

Cúpulas diafragmáticas

Indicações	Para dor a esclarecer, presença de gases e líquido.
Paciente	Em ortostático; em AP, PMS projetado sobre a LCE, braços estendidos e abduzidos.
Raio central	⊥ na horizontal, orientado para o processo xifoide.
DFF/DFR	1 m (100 cm) – com Bucky.
Chassi/RI	30 × 40 cm ou 14 × 18" na transversal, posicionado em relação ao RC.
Observações	Em apneia após inspiração profunda. **Visualização:** cúpulas com a presença de bolha gástrica, líquido ou pneumoperitônio.

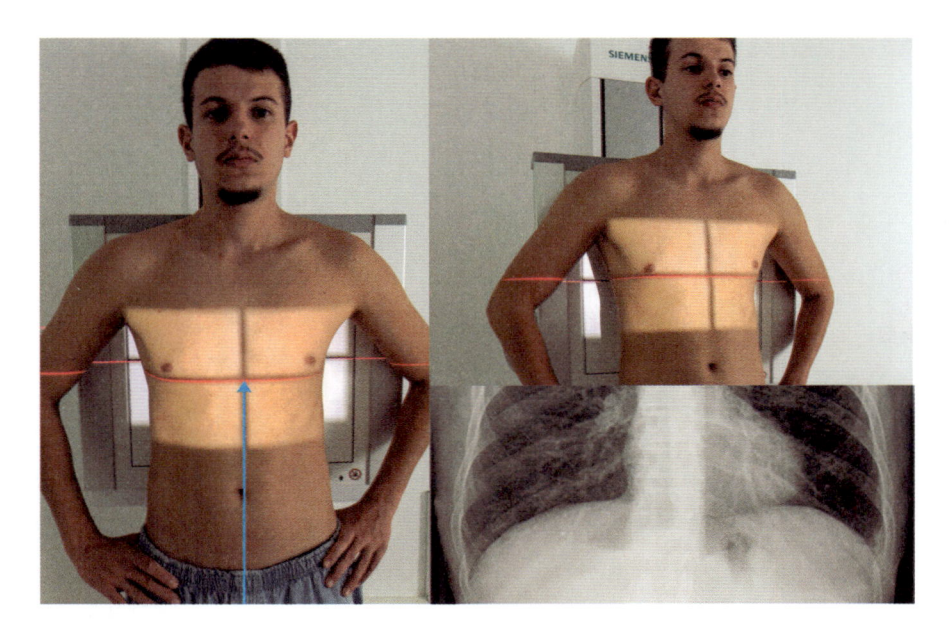

Abdome – decúbito lateral

Indicações	Para presença de intestino preso, gases, diarreia, náuseas, vômitos, sangue na urina, drenos, objetos indevidos, massas abdominais ou dor a esclarecer.
Paciente	Em DLE; em AP, sobre uma prancha (material radiotransparente), PMS transversal à LCE, braços elevados, pernas em semiflexão.
Raio central	⊥ na horizontal, orientado ao nível das cristas ilíacas.
DFF/DFR	1 m (100 cm) – com Bucky.
Chassi/RI	35 × 43 cm ou 14 × 18" na longitudinal, posicionado em relação ao RC.
Observações	Em apneia após expiração profunda. **Visualização:** para estudo de pneumoperitônio ou nível líquido. Comentários: esta incidência deve ser usada como alternativa ao "abdome em ortostático".

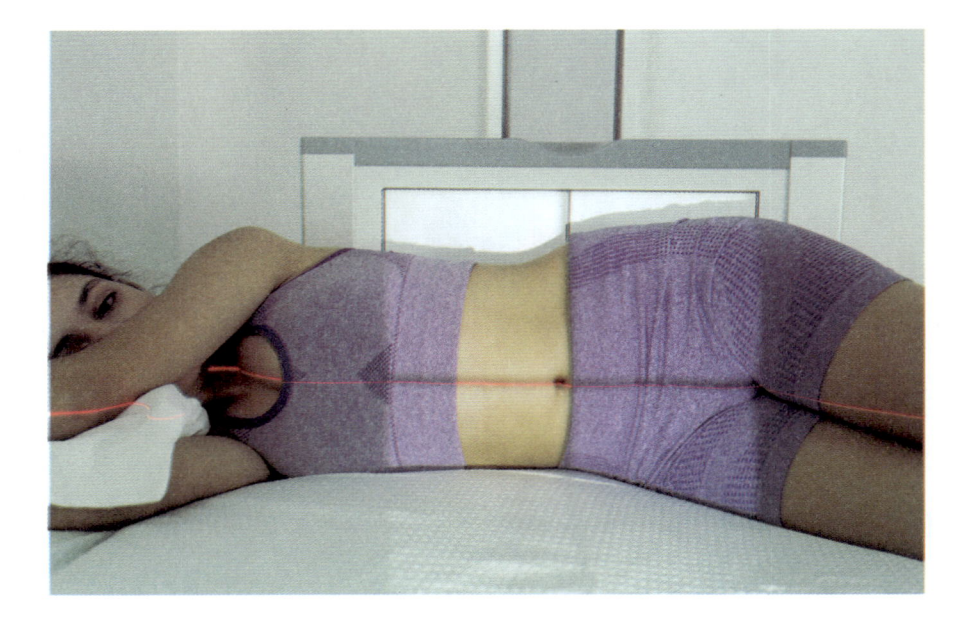

EXERCÍCIOS

1. **Qual é a posição correta do paciente para uma radiografia de tórax em PA?**

   a) Decúbito dorsal.

   b) Decúbito lateral.

   c) Em pé com tórax apoiado no chassi.

   d) Em pé com costas apoiadas no chassi.

   e) Deitado com tórax contra o chassi.

2. **Qual é a posição correta do paciente para uma radiografia de tórax em perfil?**

   a) Decúbito ventral com braço elevado.

   b) Decúbito dorsal com braço ao lado do corpo.

   c) Em pé com o lado direito encostado no chassi.

   d) Em pé com o lado esquerdo encostado no chassi.

   e) Deitado de lado com braço elevado.

3. **Qual é a posição adequada do paciente para uma radiografia AP do abdome em decúbito dorsal?**

   a) Em pé com braços ao lado do corpo.

   b) Deitado de lado com braços estendidos.

   c) Deitado com a barriga para cima, com braços ao lado do corpo.

   d) Deitado com a barriga para baixo, com braços ao lado do corpo.

   e) Em pé com braços acima da cabeça.

4. Em uma incidência do tórax, como devem ser a DFF e o chassi?

   a) DFF 180 cm e chassi 24 x 30 cm na longitudinal.

   b) DFF 180 cm e chassi 35 x 43 cm na longitudinal.

   c) DFF 150 cm e chassi 24 x 30 cm na longitudinal.

   d) DFF 150 cm e chassi 35 x 43 cm na longitudinal.

   e) DFF 100 cm e chassi 30 x 40 cm na longitudinal.

5. Qual é a posição correta do paciente para uma radiografia de abdome em decúbito lateral?

   a) Deitado de costas com braço ao lado do corpo.

   b) Deitado de lado com braços estendidos acima da cabeça.

   c) Deitado de lado com braço ao lado do corpo.

   d) Em pé com braços estendidos.

   e) Deitado de barriga com braços estendidos ao lado do corpo.

6. Para uma incidência PA do tórax, como deve estar o paciente?

   a) Em decúbito dorsal com braços ao lado do corpo.

   b) Em pé de lado com braços ao lado do corpo.

   c) Em pé com as costas próximas do chassi e braços estendidos.

   d) Em pé com tórax próximo do chassi e braços estendidos.

   e) Deitado de lado com braços ao lado do corpo.

7. Qual é a posição correta do paciente para uma radiografia AP de abdome em pé?

   a) Deitado de costas com braços ao lado do corpo.

   b) Em ortostático com braços ao lado do corpo.

   c) Deitado de barriga para baixo com braços estendidos.

   d) Deitado de lado com braços estendidos acima da cabeça.

   e) Em ortostático com braços cruzados sobre o peito.

8. **Na incidência lateral de tórax, como devem estar posicionados os braços do paciente?**

   a) Braços ao lado do corpo.

   b) Braços estendidos para frente.

   c) Braços cruzados sobre o peito.

   d) Braços estendidos para cima.

   e) Braços elevados acima da cabeça.

9. **Para uma radiografia AP em decúbito dorsal do abdome, qual é a posição correta dos pés do paciente?**

   a) Pés juntos e estendidos.

   b) Pés separados e flexionados.

   c) Pés juntos e flexionados.

   d) Pés separados e estendidos.

   e) Pés juntos com uma perna dobrada.

10. **Qual é a posição correta do paciente para uma radiografia em DLE do abdome?**

    a) Deitado com lado direito e braços acima da cabeça.

    b) Deitado com lado esquerdo e braços acima da cabeça.

    c) Em decúbito dorsal com braços estendidos.

    d) Em decúbito ventral com braços ao lado do corpo.

    e) Em pé com costas contra o chassi e braços estendidos.

ARREMATANDO AS IDEIAS

Neste capítulo, exploramos as técnicas e os procedimentos radiológicos aplicados na obtenção de imagens do tórax e do abdome. A correta execução desses posicionamentos é essencial para a prática clínica radiológica e a qualidade das imagens obtidas, garantindo diagnósticos precisos.

Ao concluir este capítulo, esperamos que o leitor tenha adquirido um conhecimento essencial e prático sobre os procedimentos radiológicos do tórax e abdome, estando apto a aplicar esses conceitos de maneira eficiente e segura na prática clínica. A contínua revisão e prática dessas técnicas garantirão a manutenção da excelência na qualidade das imagens e, principalmente, no cuidado com o paciente.

CAPÍTULO 5

Posicionamentos radiológicos da coluna vertebral

Neste capítulo, vamos nos debruçar sobre os desafios relativos aos posicionamentos para exames da coluna vertebral. Você considera esse tipo de exame mais complexo? Quais aspectos você acredita que merecem uma atenção especial ao realizar esse tipo de exame? Em casos de suspeita de lesão grave, o que pode ser feito para deixar o paciente o mais calmo e confortável possível? E quais providências devemos tomar para que os resultados dos exames sejam fidedignos?

COMPLEXIDADE E IMPORTÂNCIA DA COLUNA VERTEBRAL

Vamos começar com uma pergunta simples, que você com certeza sabe responder: em quantos segmentos a coluna vertebral é dividida e quantas vértebras há em cada segmento?

Com essas informações em mente, reflita: por que a coluna vertebral é considerada uma das estruturas mais complexas e críticas para a radiologia médica? Quais são as principais áreas da coluna que requerem atenção especial durante a radiografia?

Sabemos que, por proteger uma parte importante do sistema nervoso central (a medula), quanto mais alto o trauma na região vertebral, maior a chance de o paciente ficar paraplégico ou tetraplégico. Então, fica fácil entender a importância de termos uma atenção especial com esse tipo de exame.

Pense em um paciente com suspeita de lesão na coluna cervical, após um acidente de carro, e pondere sobre como o posicionamento correto pode influenciar diretamente a identificação de fraturas ou lesões e, consequentemente, a conduta clínica de tratamento imediato.

DESAFIOS TÉCNICOS NO POSICIONAMENTO DA COLUNA VERTEBRAL

Quais são os principais desafios técnicos ao posicionar a coluna vertebral para exames radiográficos, especialmente em pacientes com limitações de mobilidade ou dor intensa ou com a utilização do colar cervical? Como esses desafios podem ser superados na prática clínica?

Como exercício, considere um paciente idoso com escoliose severa. Reflita sobre como o profissional das técnicas radiológicas pode adaptar sua técnica de posicionamento para obter uma imagem diagnóstica clara, mesmo em situações anatômicas difíceis, desafiadoras e em alguns casos com pacientes pouco colaborativos.

IMPACTO DO POSICIONAMENTO NO DIAGNÓSTICO DE DOENÇAS DA COLUNA VERTEBRAL

Como o conhecimento aprofundado da anatomia da coluna vertebral e a escolha do posicionamento adequado podem influenciar a detecção precoce de doenças como hérnias de disco, espondilolistese ou metástases vertebrais?

Pense em um cenário em que a imagem de um paciente com dor lombar crônica revela uma patologia significativa devido ao posicionamento correto. Reflita sobre como a técnica adequada pode fazer a diferença no diagnóstico e no tratamento efetivo das doenças da coluna vertebral.

Posicionar a coluna vertebral para exames radiográficos apresenta uma série de desafios técnicos, especialmente em pacientes que têm limitações de mobilidade, dor intensa ou que estão utilizando um colar cervical. Esses fatores podem dificultar a obtenção de imagens radiográficas de alta qualidade e exigir ajustes na abordagem radiológica. A seguir, vamos tratar dos principais desafios e algumas estratégias para superá-los na prática clínica.

Limitações de mobilidade

Movimentação reduzida: pacientes com dor intensa ou lesões podem ter dificuldade em se mover e manter posições adequadas para a radiografia. Isso pode levar a um posicionamento inadequado, resultando em imagens de baixa qualidade.

Condições de saúde: pacientes com condições neurológicas ou ortopédicas podem ter mobilidade limitada, dificultando a obtenção de projeções necessárias.

Dor intensa

Reações involuntárias: a dor intensa pode causar movimentos involuntários durante o posicionamento ou exposição, levando a imagens desfocadas ou distorcidas.

Desconforto ao posicionar: pacientes podem se sentir desconfortáveis ao serem posicionados, o que pode afetar sua disposição e cooperação durante o exame.

Uso de colar cervical

Restrição de movimento: o colar cervical limita a mobilidade do pescoço, tornando difícil o posicionamento adequado para radiografias da coluna cervical.

Dificuldade em obter ângulos adequados: a imobilização causada pelo colar pode dificultar a obtenção das projeções desejadas, como anteroposterior (AP) ou lateral.

Avaliação de estruturas

Superposição de estruturas: um posicionamento inadequado pode resultar em sobreposição de estruturas, dificultando a visualização de fraturas ou outras patologias.

Obtenção de imagens diagnósticas: a incapacidade de posicionar o paciente corretamente pode levar à necessidade de repetições, aumentando a exposição à radiação.

Estratégias para superar os desafios

Uso de acessórios de apoio

- Colchões e travesseiros: utilizar colchões ou travesseiros para apoiar a coluna vertebral e o pescoço durante o posicionamento pode ajudar a proporcionar conforto e estabilidade ao paciente.

- Suportes adaptados: o uso de suportes que acomodem o paciente na posição desejada, sem exigir muitos movimentos, pode ser benéfico. Por exemplo, almofadas em forma de "W" podem ajudar a manter o paciente confortável e alinhado.

Posicionamento gradual

- Movimentação cuidadosa: ao mover o paciente, realizar movimentos lentos e controlados pode ajudar a minimizar a dor e o desconforto, facilitando o posicionamento.

- Ajustes de acordo com o paciente: avaliar a condição do paciente e ajustar o posicionamento conforme necessário, utilizando diferentes ângulos para garantir a melhor visualização sem causar dor.

Comunicação eficaz

- Explicar o procedimento: informar o paciente sobre o que será feito e como ele pode ajudar durante o exame pode melhorar a colaboração e reduzir a ansiedade.

- Instruções claras: dar instruções claras sobre como o paciente deve se posicionar e o que esperar durante o exame pode ajudar a aumentar a cooperação.

Uso de técnicas de imagem alternativas

- Em alguns casos, pode ser mais apropriado usar técnicas de imagem não radiográficas, como tomografia computadorizada (TC), que podem fornecer informações diagnósticas sem exigir posições complexas.

Treinamento e habilidades

- Treinamento de profissionais: investir em treinamento contínuo para os profissionais de radiologia a respeito das técnicas de posicionamento adequadas para pacientes com dor ou limitações pode melhorar a qualidade das imagens obtidas.

- Desenvolvimento de protocolos: criar protocolos de posicionamento específicos para diferentes condições clínicas pode ajudar a garantir consistência e qualidade nas imagens.

Posicionar a coluna vertebral para exames radiográficos em pacientes com limitações de mobilidade, dor intensa ou colar cervical apresenta desafios significativos. No entanto, com o uso de estratégias adequadas, comunicação eficaz e técnicas de posicionamento adaptadas, é possível superar esses desafios e obter imagens diagnósticas de alta qualidade. Essas abordagens não apenas melhoram a qualidade das imagens, mas também proporcionam uma experiência mais confortável e segura para os pacientes.

Os principais pontos abordados a seguir incluem:

- Anatomia radiológica da coluna vertebral: demonstraremos a anatomia essencial da coluna vertebral, abrangendo os segmentos cervical, torácico, lombar e sacro e cóccix, além das principais estruturas ósseas e articulares vistas nas radiografias.

- Projeções radiológicas: discutiremos as incidências de rotina e complementares para cada segmento da coluna vertebral, incluindo:
  - coluna cervical em AP, perfil e oblíqua;
  - coluna torácica em AP e perfil;
  - coluna lombar em AP, perfil e oblíqua;
  - sacro e cóccix em AP e perfil.

- Técnicas de posicionamento: detalharemos as técnicas corretas de posicionamento do paciente para cada segmento da coluna vertebral, garantindo imagens de alta qualidade, enfatizando a importância do alinhamento adequado, da imobilização, quando necessário, além de tratar da orientação clara ao paciente e dos cuidados a serem tomados durante o atendimento a pacientes politraumatizados.

- Critérios de avaliação das imagens: apresentaremos os critérios utilizados para avaliar a qualidade das imagens radiológicas, incluindo a nitidez, o contraste, a definição das estruturas anatômicas e a ausência de artefatos que possam comprometer a interpretação.

- Considerações de segurança: reforçaremos sempre as práticas de segurança radiológica, tanto para o paciente quanto para os profissionais, destacando a importância do uso de proteção contra a radiação e da aplicação dos princípios ALARA.

Coluna cervical AP

Indicações	Para traumas, fraturas, corpo estranho e alterações articulares.
Paciente	Em ortostático, PMS sobre a LCE, braços estendidos ao longo do corpo, cabeça ligeiramente estendida, de modo que a linha que vai do mento à base do crânio esteja perpendicular ao plano da estativa.
Raio central	Com um ângulo de 15° a 20° cranial, orientado para o osso hioide (C4).
DFF/DFR	1 m (100 cm) – com Bucky.
Chassi/RI	18 × 24 cm na longitudinal panorâmica, 24 × 30 cm ÷ na transversal ou 10 × 12" na longitudinal.
Observações	**Visualização:** coluna vertebral, segmento da coluna cervical inteira. Dicas: prender o cabelo do paciente quando molhado, oferecendo-lhe uma touca cirúrgica. Este exame poderá ser realizado tanto em decúbito quanto em ortostático; o que vai determinar como realizá-lo são as condições do paciente.

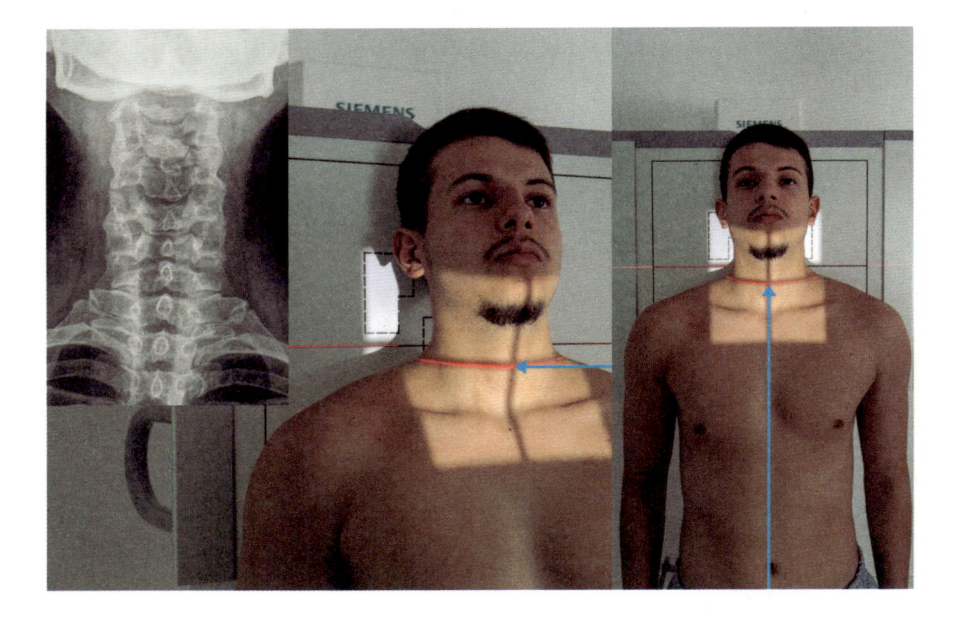

Coluna cervical – perfil

Indicações	Para traumas, fraturas, corpo estranho e alterações articulares.
Paciente	Em ortostático, PMS paralelo à LCE, braços estendidos ao longo do corpo e cabeça ligeiramente estendida.
Raio central	⊥ na horizontal, orientado para o osso hioide.
DFF/DFR	1,30-1,50 m (130-150 cm) – com Bucky.
Chassi/RI	18 × 24 cm na longitudinal panorâmica, 24 × 30 cm + na transversal ou 10 × 12" na longitudinal.
Observações	Em pacientes traumatizados, realizar o exame em DD com raios horizontais. A coluna cervical deve ser estudada desde a primeira vértebra cervical até a vértebra T1. Não retirar o colar cervical de pacientes politraumatizados. **Visualização:** coluna vertebral, segmento da coluna cervical inteira. Dicas: solicitar ao paciente que faça tração com os MMSS, colocando-os para trás, a fim de visualizar a transição C7-T1. Um peso de aproximadamente 1,5 kg preso a cada punho do paciente pode ser uma boa alternativa.

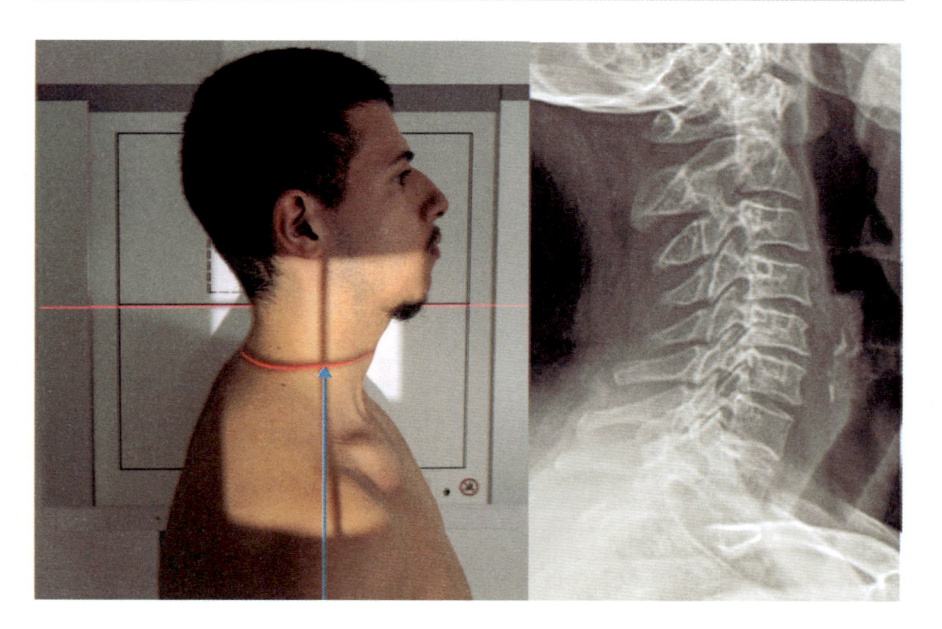

Coluna cervical – transoral

Indicações	Para traumas, fraturas, corpo estranho e alterações articulares.
Paciente	Em DD ou ortostático, com o PMS sobre a LCM/LCE, braços estendidos ao longo do corpo e cabeça ligeiramente estendida, de modo que a linha que vai dos incisivos superiores até a base do crânio esteja perpendicular ao plano da mesa.
Raio central	⊥ orientado para o centro da boca.
DFF/DFR	1 m (100 cm) – com Bucky.
Chassi/RI	18 × 24 cm na longitudinal ou 8 × 10" na longitudinal.
Observações	**Visualização:** processo odontoide, corpo vertebral de C1, C2. Este exame poderá ser realizado tanto em decúbito quanto em ortostático; o que irá determinar como realizá-lo serão as condições do paciente. Pode-se usar cilindro de extensão ou colimação adequada.

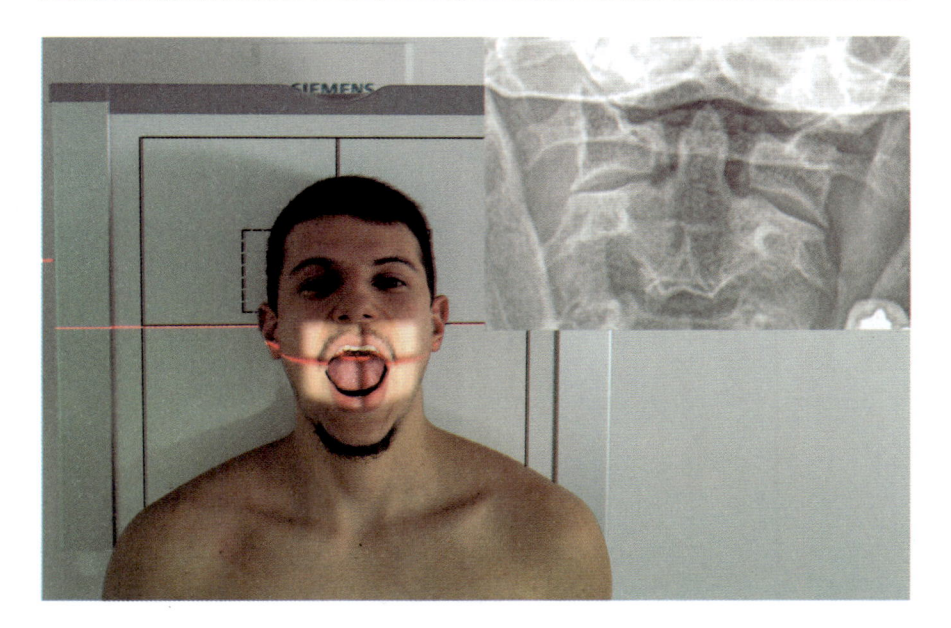

Coluna cervical – oblíquas AP/PA

Indicações	Para traumas, fraturas, corpo estranho, dor em região cervical e avaliação dos forames intervertebrais.
Paciente	Preferencialmente em ortostático com os braços estendidos ao longo do corpo, PMS fazendo um ângulo de 45° com o plano da estativa, cabeça ligeiramente estendida e em rotação de 25° internamente para o AP e externamente para o PA.
Raio central	Com ângulo de 15° a 20° cranial para o AP e caudal para o PA, orientado para o osso hioide.
DFF/DFR	1,00-1,30 m (100-130 cm) – com Bucky.
Chassi/RI	18 × 24 cm na longitudinal ou 8 × 10" na longitudinal.
Observações	Na oblíqua à direita, estudamos os forames esquerdos e, na oblíqua à esquerda, os forames direitos. **Visualização:** forames de conjugação e pedículos. Dicas: a rotação realizada com a cabeça serve para estudarmos os primeiros espaços livres de sobreposição.

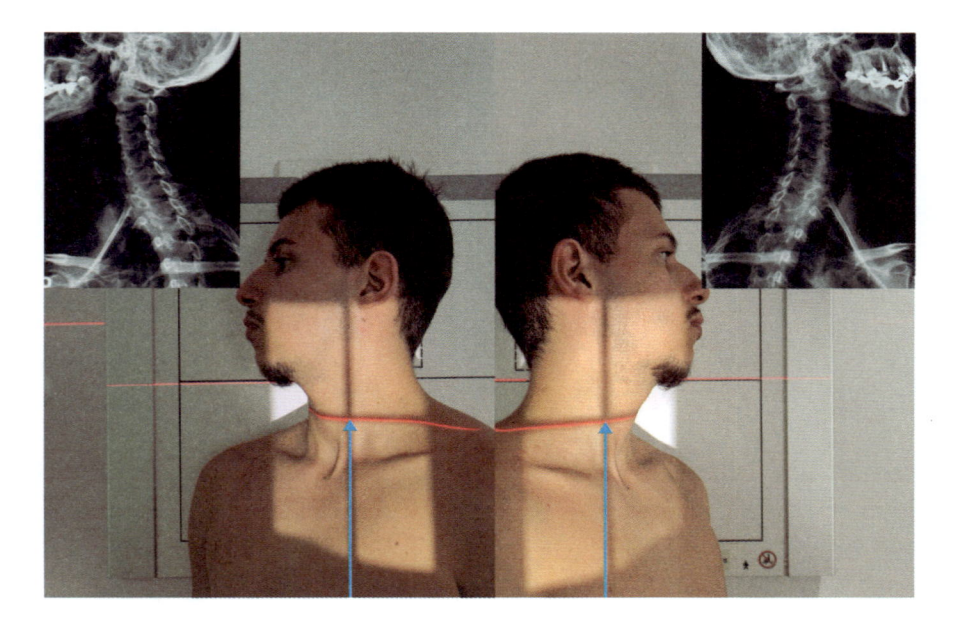

Coluna cervical (perfil dinâmico – extensão e flexão)

Indicações	Para traumas, fraturas, osteófitos marginais, diminuição do grau de mobilidade e alterações articulares.
Paciente	Em ortostático, PMS paralelo à LCE, braços estendidos ao longo do corpo, cabeça estendida ao máximo para extensão e fletida ao máximo para flexão.
Raio central	⊥ na horizontal, orientado para o osso hioide.
DFF/DFR	1,30-1,50 m (130-150 cm) – com Bucky.
Chassi/RI	18 × 24 cm na longitudinal ou 8 × 10" na longitudinal.
Observações	Em apneia expiratória. **Visualização:** segmento cervical inteiro, para estudo do grau de mobilidade.

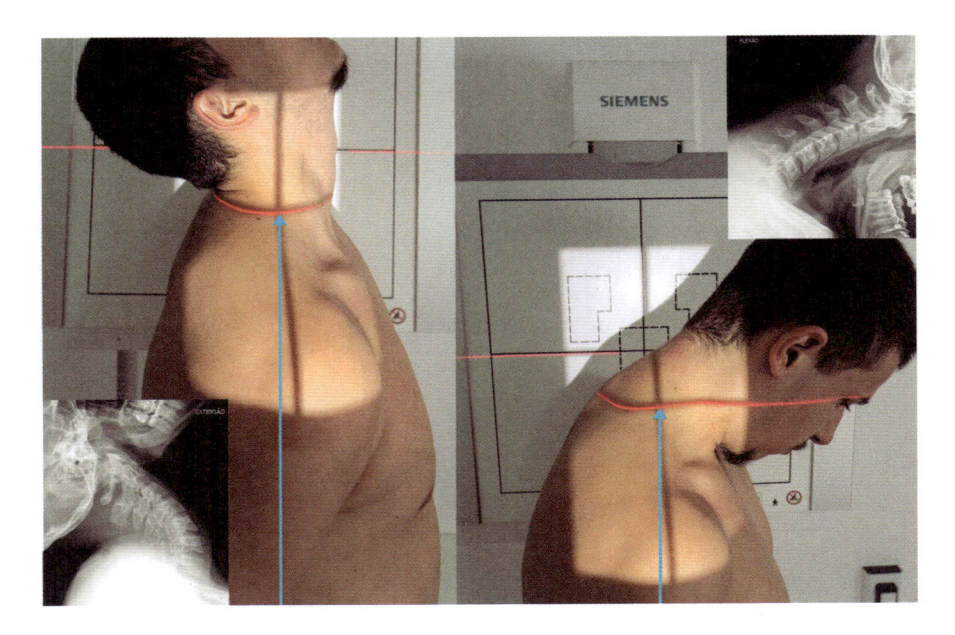

Coluna cervicotorácica (método de Twining)

Indicações	Para traumas, fraturas e alterações articulares.
Paciente	Paciente lateralizado, PMS paralelo à LCE/LCM; o membro superior mais próximo da estativa deverá ser elevado (apoiando a mão sobre a cabeça); o membro mais distante deverá ficar estendido sobre o corpo.
Raio central	⊥ na horizontal/vertical, orientado ao nível das articulações esternoclaviculares.
DFF/DFR	1,30-1,50 m (130-150 cm) – com Bucky.
Chassi/RI	18 × 24 cm na longitudinal ou 8 × 10" na longitudinal.
Observações	Não retirar colar cervical de paciente politraumatizado. **Visualização:** vértebras cervicais e torácicas C6, C7, T1 e T2. Dicas: solicitar ao paciente que faça tração com o membro superior que está mais distante, a fim de ter maior nitidez na imagem radiográfica. A tração deve ser feita pelo próprio paciente, flexionando as pernas e segurando a parte posterior da coxa. Comentários: em pacientes traumatizados, realizar o exame em DD, com raios horizontais.

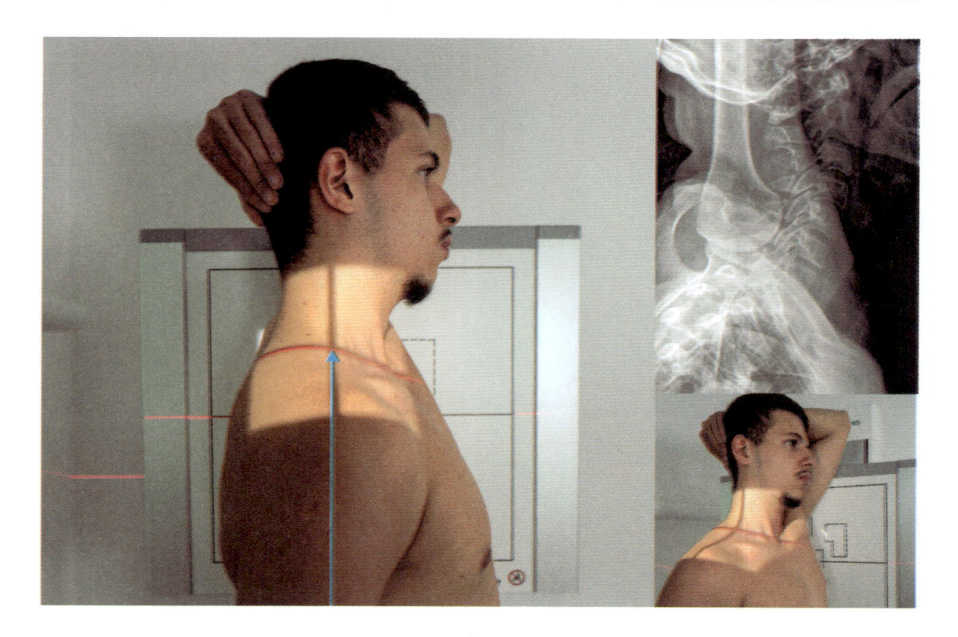

Coluna torácica – frente AP

Indicações	Para traumas, fraturas, corpo estranho e alterações articulares.
Paciente	Em DD/ortostático, PMS sobre a LCE/LCM, braços estendidos ao longo do corpo e cabeça ligeiramente estendida.
Raio central	⊥ orientado para o centro do osso esterno (nível da T7).
DFF/DFR	1 m (100 cm) – com Bucky.
Chassi/RI	35 × 43 cm ÷ na longitudinal ou 14 × 18" na longitudinal.
Observações	Dicas: utilizar filtro de alumínio na parte superior da coluna torácica, a fim de compensar as diferenças de espessura e concentração de ar. Fletir as pernas e apoiar a região plantar sobre a mesa colabora com a qualidade do posicionamento. Comentários: este exame poderá ser realizado tanto em decúbito quanto em ortostático; o que vai determinar como realizá-lo são as indicações clínicas e as condições do paciente.

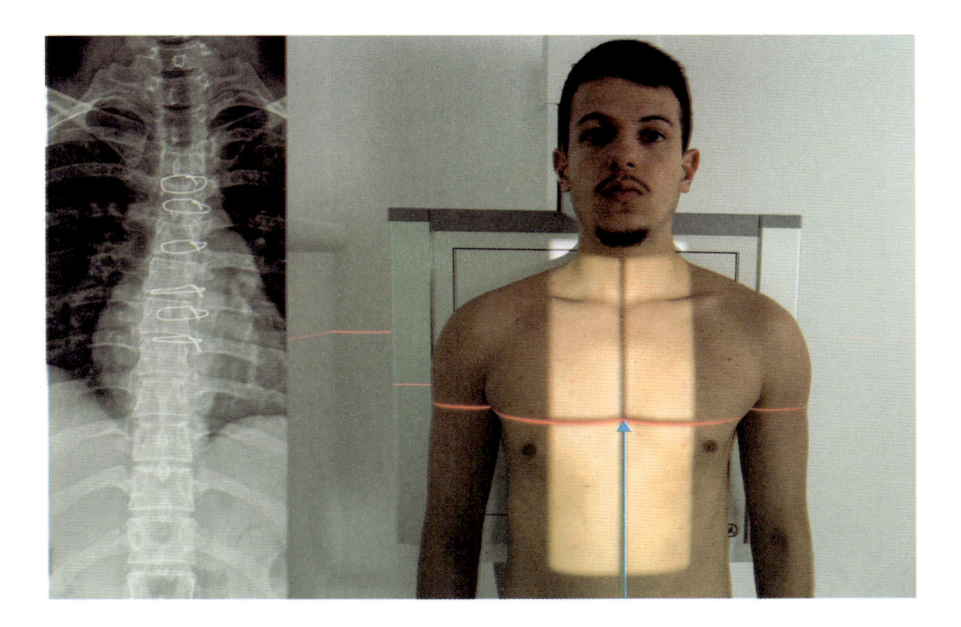

Coluna torácica – perfil

Indicações	Para traumas, fraturas, corpo estranho e alterações articulares.
Paciente	Em DL/ortostático, PMS paralelo à LCE/LCM; quando em decúbito, MMSS na cabeça e MMII fletidos.
Raio central	⊥ orientado para a lateral do tórax, orientado para o centro da coluna dorsal (nível da T7).
DFF/DFR	1 m (100 cm) – com Bucky.
Chassi/RI	35 × 43 cm ÷ na longitudinal ou 14 × 18" na longitudinal.
Observações	Dicas: utilizar filtro de alumínio na parte superior da coluna torácica, a fim de compensar as diferenças de espessura e concentração de ar. A exposição deve ser realizada com o paciente respirando normalmente. Comentários: este exame poderá ser realizado tanto em decúbito quanto em ortostático; o que vai determinar como realizá-lo serão as indicações clínicas e as condições do paciente.

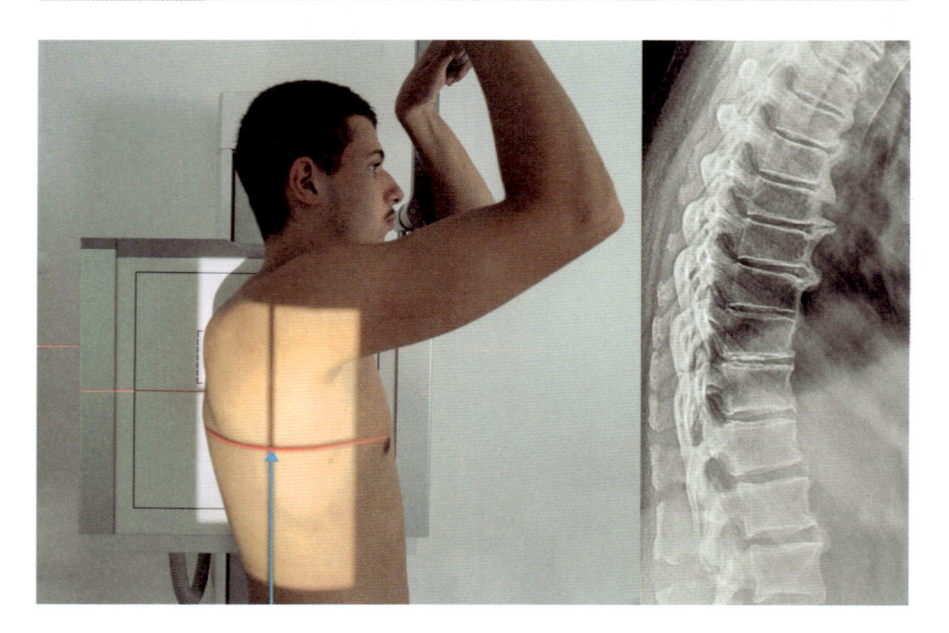

Coluna lombar – AP

Indicações	Para traumas, fraturas, corpo estranho e alterações articulares.
Paciente	Paciente em DD/ortostático, PMS sobre a LCM/LCE, braços estendidos ao longo do corpo; quando em decúbito, MMII fletidos.
Raio central	⊥ orientado para as cristas ilíacas (para chassi 30 × 40) ou orientado 5 cm acima da crista (para chassi 24 × 30) ou RI.
DFF/DFR	1 m (100 cm) – com Bucky.
Chassi/RI	24 × 30 cm ou 10 × 14" na longitudinal panorâmica.
Observações	**Visualização:** coluna vertebral, segmentos lombar e sacrais, processos espinhosos e transversos. Dicas: fletir as pernas e apoiar a região plantar sobre a mesa colabora com a qualidade do posicionamento. Fazer preparo intestinal a critério médico. Comentários: este exame poderá ser realizado tanto em decúbito quanto em ortostático; o que vai determinar como realizá-lo são as indicações clínicas e as condições do paciente.

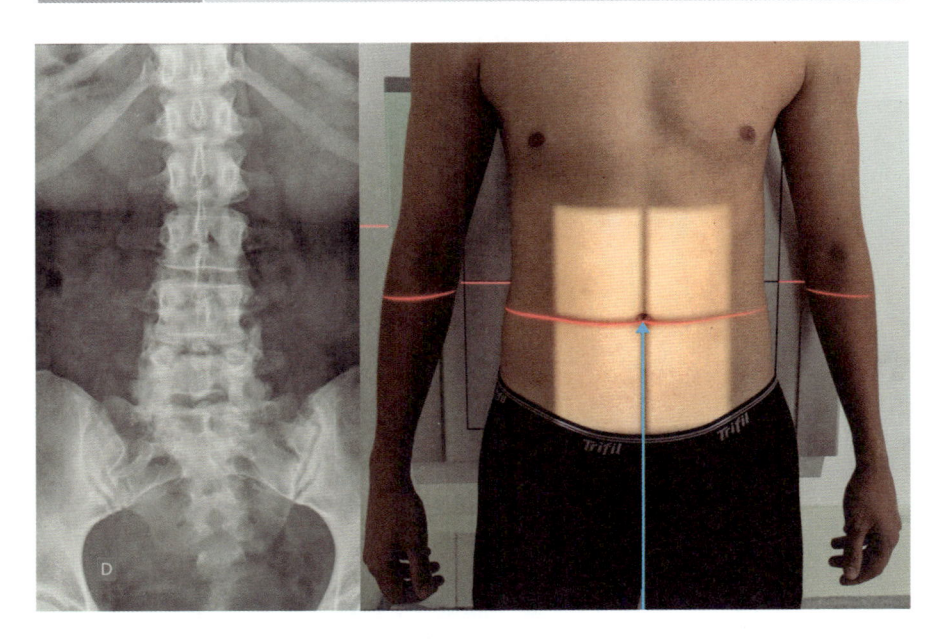

Coluna lombar – perfil

Indicações	Para traumas, fraturas, corpo estranho e alterações articulares.
Paciente	Em DL/ortostático, PMS paralelo à LCE/LCM; posicionar de modo que a coluna lombar fique sobre a LCM; quando em decúbito, fletir os MMII.
Raio central	⊥ orientado para as cristas ilíacas (para chassi 30 × 40) ou orientado 5 cm acima da crista (para chassi 24 × 30) ou RI.
DFF/DFR	1 m (100 cm) – com Bucky.
Chassi/RI	24 × 30 cm ou 10 × 14" na longitudinal panorâmica.
Observações	**Visualização:** coluna vertebral, segmentos lombar e sacrais em perfil e processos espinhosos. Dicas: quando for observada, no paciente, alguma diferença de espessura entre os ombros e o quadril, deve-se usar um suporte (material radiotransparente) nesta região, a fim de compensar tais diferenças. O RC poderá sofrer uma inclinação no sentido caudal, a fim de permitir melhor visualização dos espaços intervertebrais. Comentários: este exame poderá ser realizado em decúbito ou em ortostático; o que vai determinar como realizá-lo são as indicações clínicas e as condições do paciente.

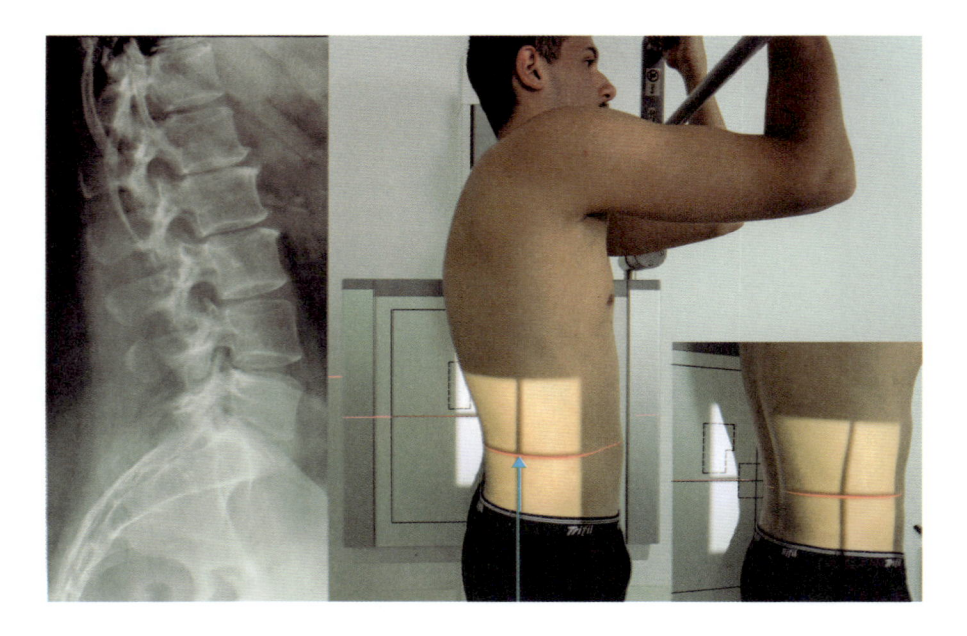

Coluna lombar – oblíqua (direita e esquerda)

Indicações	Para traumas, fraturas, articulações interapofisárias e alterações articulares.
Paciente	Em DD, PMS angulado a 45° com o plano da mesa; o membro superior mais próximo da mesa deve ficar estendido ao longo do corpo e o outro deve segurar na lateral da mesa, auxiliando na obliquidade do corpo. Os MMII deverão formar um "4".
Raio central	⊥ na horizontal/vertical, orientado para o centro da coluna lombar.
DFF/DFR	1 m (100 cm) – com Bucky.
Chassi/RI	24 × 30 cm ou 10 × 14" na longitudinal panorâmica.
Observações	**Visualização:** articulações interapofisárias direitas para oblíqua direita e articulações interapofisárias esquerdas para oblíqua esquerda. Deve-se realizar duas oblíquas, uma direita e outra esquerda, obedecendo aos mesmos dados de posicionamento. Este exame poderá ser realizado em DD, DV ou em ortostático; o que vai determinar como realizá-lo são as indicações clínicas e as condições do paciente.

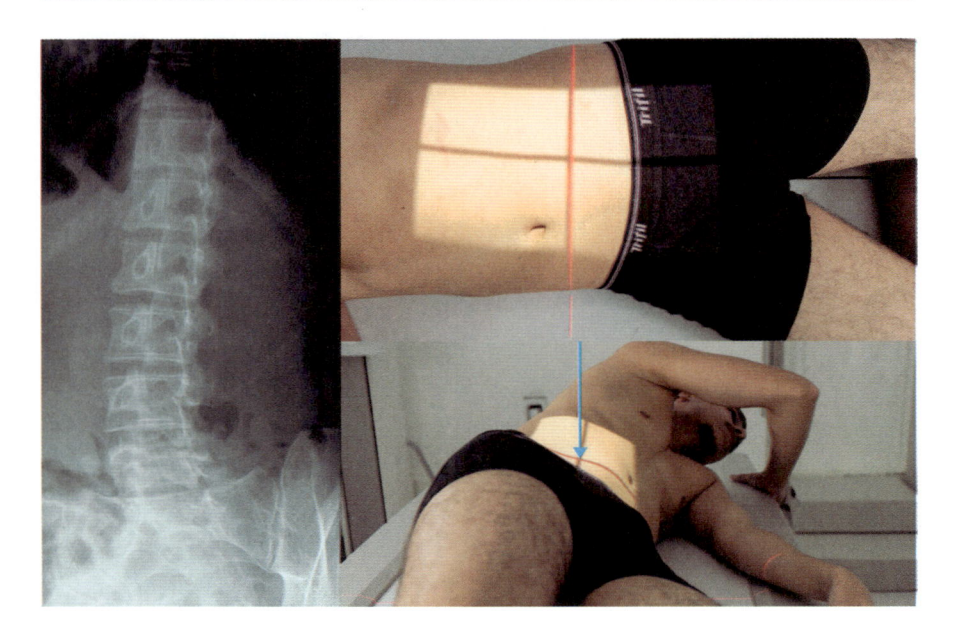

Coluna transição L5-S1 – AP

Indicações	Para traumas, fraturas, espondilolistese e alterações articulares.
Paciente	Em DD, PMS sobre a LCM, braços estendidos ao longo do corpo.
Raio central	Com ângulo de 30° a 35° no sentido cranial, orientado ao nível das EIAS.
DFF/DFR	1 m (100 cm) – com Bucky.
Chassi/RI	18 × 24 cm ou 8 × 10" na longitudinal panorâmica.
Observações	**Visualização:** espaço articular L5-S1, articulações sacroilíacas. Dicas: fletir as pernas e apoiar a região plantar sobre a mesa colabora na qualidade do posicionamento. Fazer preparo intestinal a critério médico. Incidência realizada com cilindro de extensão ou colimação adequada. Este exame poderá ser realizado em DD ou DV; o que vai determinar como realizá-lo são as indicações clínicas e as condições do paciente.

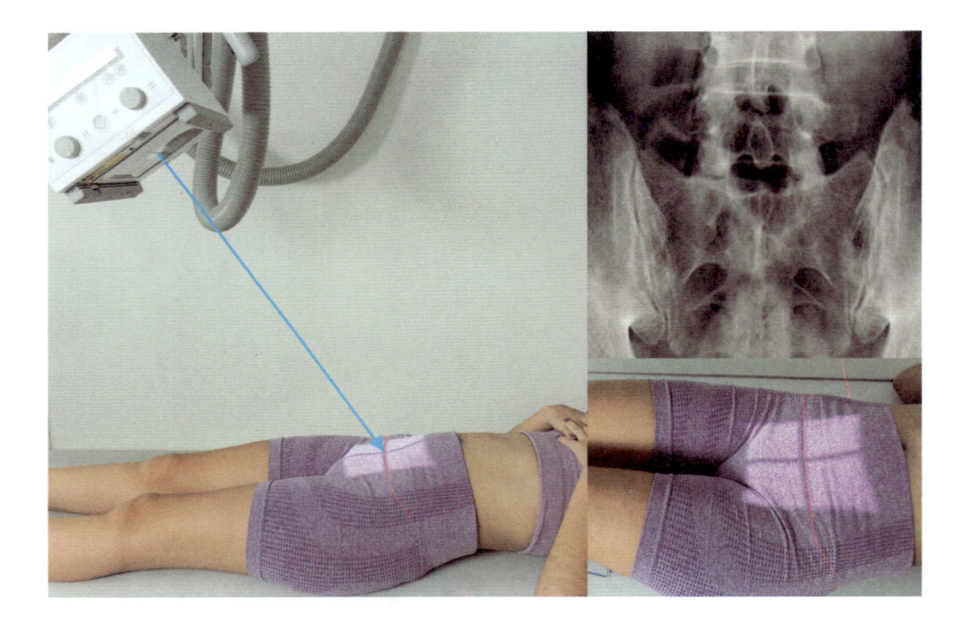

Coluna lombar transição L5-S1 – perfil

Indicações	Para traumas, fraturas, espondilolistese e alterações articulares.
Paciente	Em DL, com PMS paralelo à LCM; posicionar de modo que a transição lombossacra fique sobre a LCM e o membro superior mais próximo do filme fique sob a cabeça; o outro membro superior do paciente poderá segurar a extremidade superior da mesa; pernas fletidas.
Raio central	⊥ na vertical, orientado para um ponto abaixo das cristas ilíacas que corresponda à transição lombossacra.
DFF/DFR	1 m (100 cm) – com Bucky.
Chassi/RI	18 × 24 cm ou 8 × 10" na longitudinal panorâmica.
Observações	**Visualização:** espaço articular L5-S1, articulações sacroilíacas. Dicas: quando for observada, no paciente, alguma diferença de espessura entre os ombros e o quadril, deve-se usar um suporte (material radiotransparente) nessa região, a fim de compensar tais diferenças. O RC poderá sofrer uma inclinação no sentido caudal, a fim de melhorar a visualização dos espaços intervertebrais, variando de 5° a 10°. Incidência realizada com cilindro de extensão ou colimação adequada. Uma radiografia na posição ortostática poderá ser realizada, a critério médico.

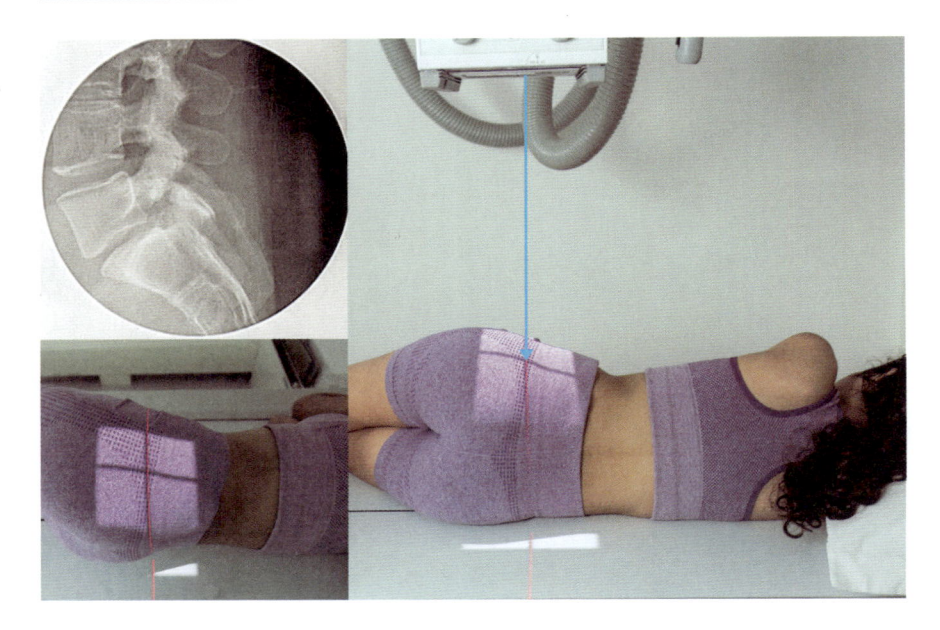

Coluna sacral – frente AP

Indicações	Para traumas, fraturas e alterações articulares.
Paciente	Em DD, PMS sobre a LCM, braços estendidos ao longo do corpo, pernas semifletidas.
Raio central	Com um ângulo de 15° no sentido cranial, orientado entre as EIAS e a sínfise púbica.
DFF/DFR	1 m (100 cm) – com Bucky.
Chassi/RI	24 × 30 cm ou 8 × 10" na longitudinal panorâmica.
Observações	Dicas: fletir as pernas e apoiar a região plantar sobre a mesa colabora na qualidade do posicionamento. Fazer preparo intestinal a critério médico. Comentários: este exame poderá ser realizado em DD ou DV; o que vai determinar como realizá-lo são as indicações clínicas e as condições do paciente.

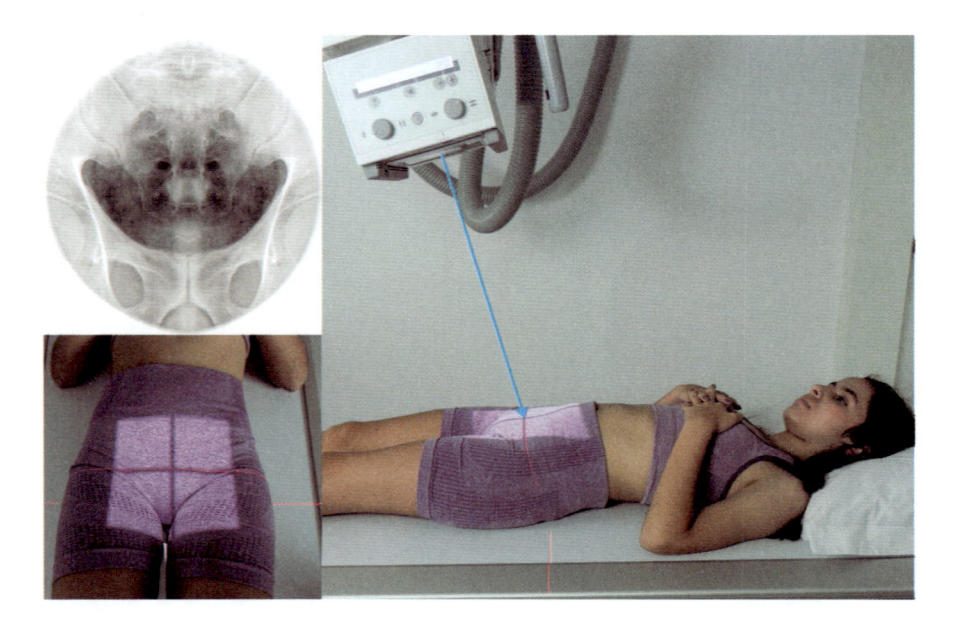

Sacro e cóccix – perfil

Indicações	Para traumas, fraturas e alterações articulares.
Paciente	Em DL, com PMS paralelo à LCM; posicionar de modo que a projeção do cóccix fique sobre a LCM e o membro superior mais próximo do filme fique sob a cabeça; o outro membro superior do paciente poderá segurar a extremidade superior da mesa; pernas fletidas.
Raio central	⊥ na vertical, orientado 8 a 10 cm posterior à EIAS.
DFF/DFR	1 m (100 cm) – com Bucky.
Chassi/RI	24 × 30 cm ou 8 × 10" na longitudinal panorâmica.
Observações	Dicas: quando for observada, no paciente, alguma diferença de espessura entre os ombros e o quadril, deve-se usar um suporte (material radiotransparente) nessa região, a fim de compensar tais diferenças. Fazer preparo intestinal a critério médico. Este exame poderá ser realizado em decúbito ou em ortostático; o que vai determinar como realizá-lo são as indicações clínicas e as condições do paciente.

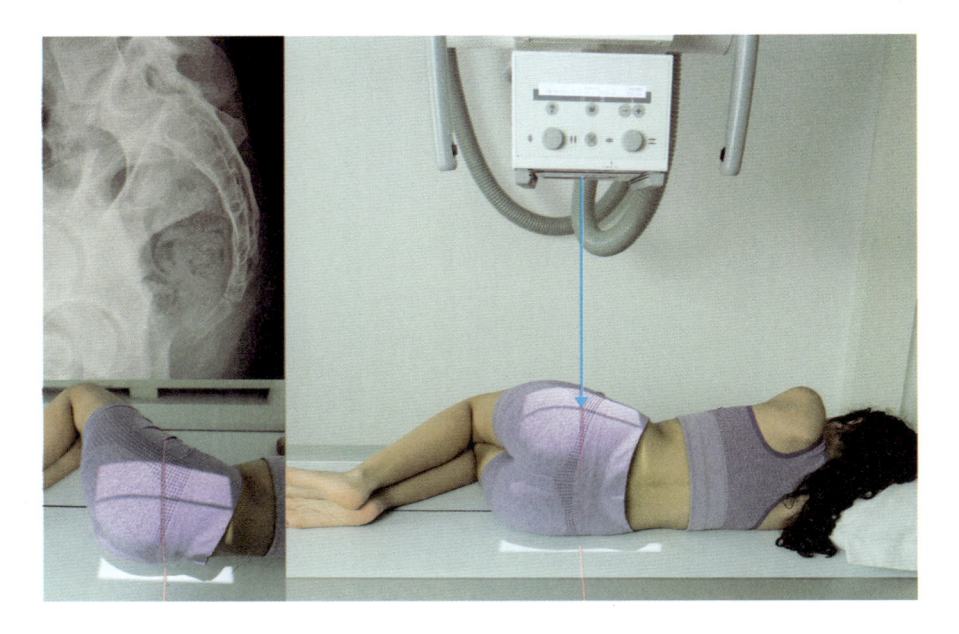

Rotina para escoliose – coluna toracolombar AP

Indicações	Para escoliose e alterações articulares.
Paciente	Paciente em ortostático, sobre a LCE, braços estendidos ao longo do corpo, cabeça ligeiramente estendida.
Raio central	⊥ na horizontal, orientado para um ponto da coluna vertebral que corresponda ao centro do filme ou RI.
DFF/DFR	1 m (100 cm) – com Bucky.
Chassi/RI	35 × 43 cm ou 14 × 18" na longitudinal panorâmica.
Observações	Fazer preparo intestinal a critério médico. Utilizar filtro de alumínio na parte superior do filme (coluna torácica), a fim de compensar as diferenças de espessura e concentração de ar. Na radiografia, devemos incluir as cristas ilíacas. Comentários: exame realizado obrigatoriamente em ortostático. Paciente obrigatoriamente descalço; uma incidência com calçado poderá ser realizada a critério médico.

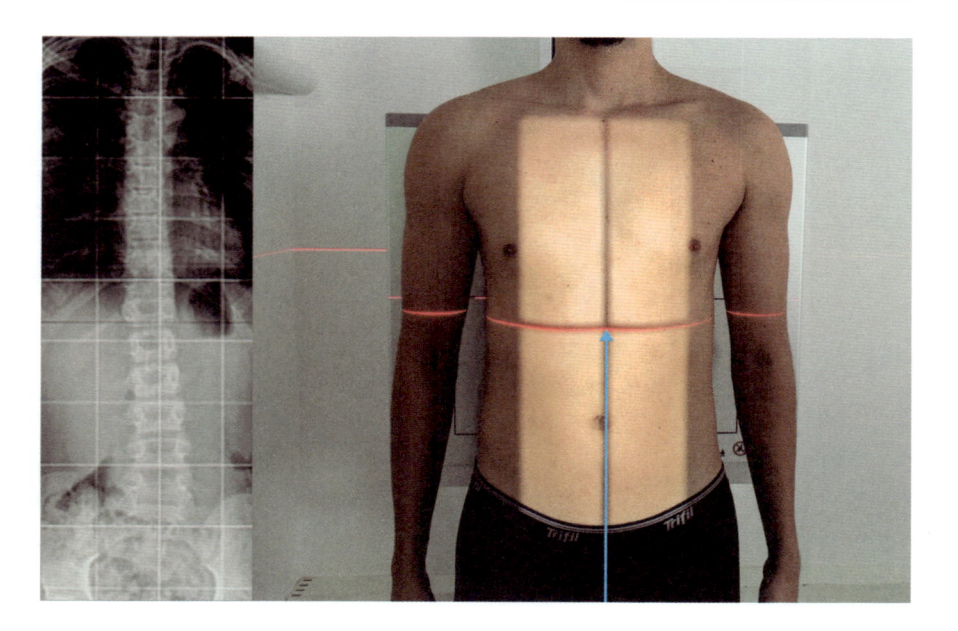

Coluna toracolombar – perfil

Indicações	Para escoliose e alterações articulares.
Paciente	Paciente em ortostático, paralelo à LCE; colocar os braços para cima, à altura dos ombros, mantendo-os paralelos e formando um ângulo reto com o corpo.
Raio central	⊥ na horizontal, orientado para um ponto da coluna vertebral que corresponda ao centro do filme.
DFF/DFR	1 m (100 cm) – com Bucky.
Chassi/RI	35 × 43 cm ou 14 × 18" na longitudinal panorâmica.
Observações	Dicas: utilizar filtro de alumínio na parte superior do filme (coluna torácica), a fim de compensar as diferenças de espessura e concentração de ar. Na radiografia, devemos incluir as asas maiores das cristas ilíacas. Todas as incidências para escoliose poderão ser realizadas em filme minhocão,[1] se disponível no setor. Algumas rotinas determinam incidências complementares com calço sob o pé, do lado da convexidade. Comentários: exame realizado obrigatoriamente em ortostático. Paciente obrigatoriamente descalço; uma incidência com calçado poderá ser realizada a critério médico.

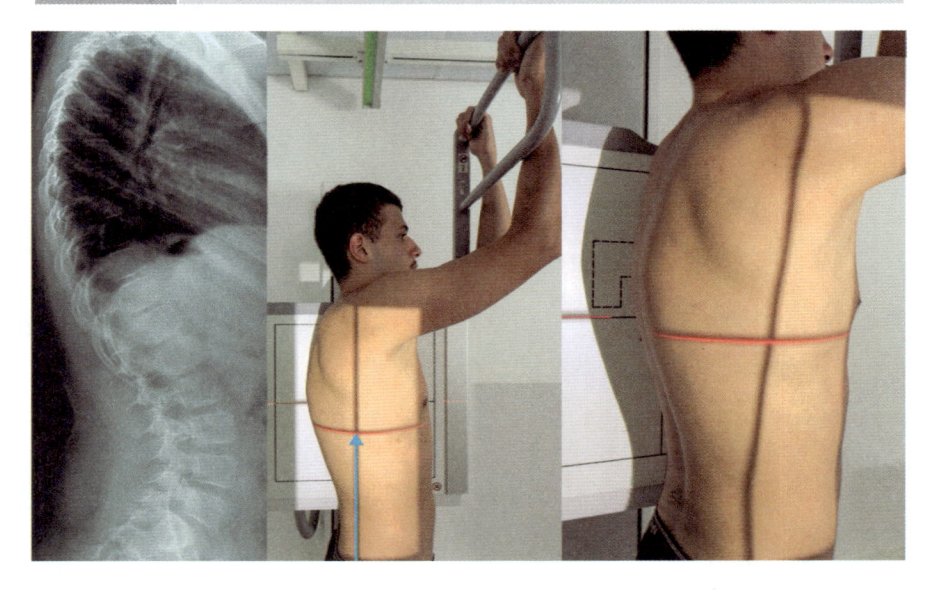

[1] Filme minhocão é um tipo específico de filme, com uma medida especial de 35 x 91 cm, geralmente usado para a realização de dois exames de raios-x de coluna total e raios-x de membros inferiores (escanometria).

Coluna toracolombar com inclinação – lateral direita/esquerda (AP)

Indicações	Para escoliose, grau de mobilidade e alterações articulares.
Paciente	Paciente em ortostático, sobre a LCE, braços erguidos e apoiados, cabeça ligeiramente estendida; fazer uma inclinação para a direita do paciente, mantendo a região pélvica estática.
Raio central	⊥ na horizontal, orientado para um ponto da coluna vertebral que corresponda ao centro do filme.
DFF/DFR	1 m (100 cm) – com Bucky.
Chassi/RI	35 × 43 cm ou 14 × 18" na longitudinal panorâmica.
Observações	Em apneia expiratória. Fazer preparo intestinal a critério médico. **Visualização:** panorâmica da coluna vertebral. Dicas: utilizar filtro de alumínio na parte superior do filme (coluna torácica), a fim de compensar as diferenças de espessura e concentração de ar. Na radiografia, devemos incluir as asas maiores das cristas ilíacas. Comentários: exame realizado com paciente em ortostático e obrigatoriamente descalço; uma incidência com calçado poderá ser realizada a critério médico.

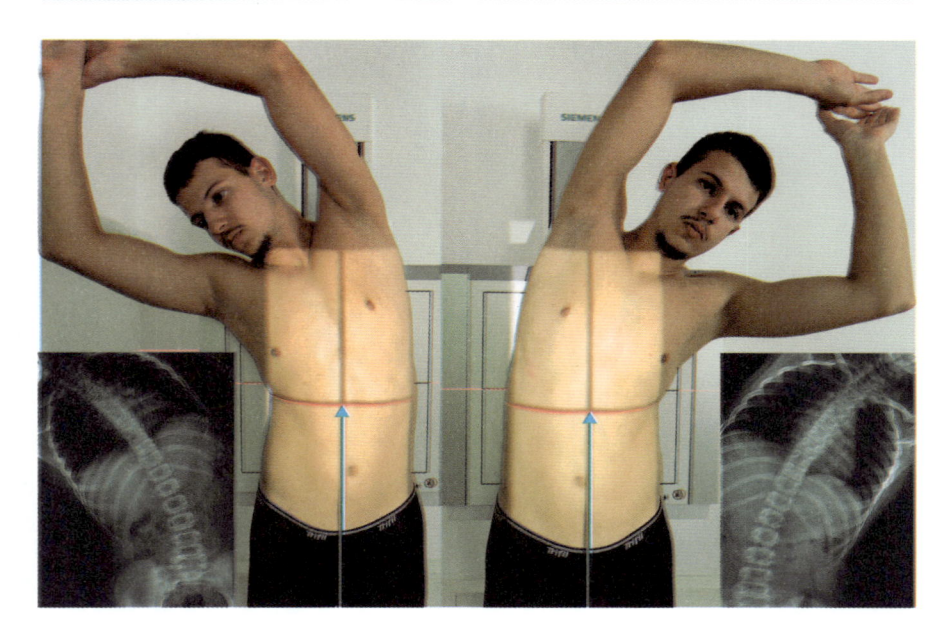

EXERCÍCIOS

1. **Qual é a posição correta do paciente para uma radiografia AP da coluna cervical?**

    a) Deitado de lado com cabeça neutra.

    b) Deitado de costas com cabeça fletida para trás.

    c) Deitado de costas com cabeça neutra.

    d) Em pé ou sentado com cabeça neutra.

    e) Deitado de barriga com cabeça fletida para frente.

2. **Para uma radiografia lateral da coluna cervical, como deve estar o paciente?**

    a) Em DV com pescoço em rotação.

    b) Em DD com pescoço em rotação.

    c) Em pé, lateralizado, com ombros para baixo e cabeça neutra.

    d) Em pé, lateralizado, com ombros elevados e cabeça neutra.

    e) Em DL com pescoço neutro.

3. **Qual é a posição adequada do paciente para uma radiografia AP da coluna torácica?**

    a) Em DL com braços cruzados.

    b) Em DD com braços ao lado do corpo.

    c) Em DV com braços estendidos.

    d) Em ortostático com braços elevados.

    e) Em ortostático com braços ao lado do corpo.

4. **Em uma incidência lateral da coluna torácica, como deve estar o paciente?**

    a) Em DV com pernas estendidas.

    b) Em DD com pernas fletidas.

    c) Ortostático em perfil com braços estendidos à frente do corpo.

    d) Ortostático em PA com braços estendidos à frente do corpo.

    e) Ortostático em perfil com braços elevados acima da cabeça.

5. **Qual é a posição correta do paciente para uma radiografia AP da coluna lombar?**

    a) Em DD com pernas estendidas.

    b) Em DV com pernas estendidas.

    c) Em DL com pernas fletidas.

    d) Em DD com pernas fletidas.

    e) Em DV com pernas fletidas.

6. **Para uma incidência lateral da coluna lombar, como devem ser a DFF e o chassi?**

    a) DFF 100 cm e chassi 18 x 24 cm na longitudinal.

    b) DFF 100 cm e chassi 24 x 30 cm na longitudinal.

    c) DFF 130 cm e chassi 18 x 24 cm na longitudinal.

    d) DFF 130 cm e chassi 24 x 30 cm na longitudinal.

    e) DFF 100 cm e chassi 30 x 40 cm na longitudinal.

7. **Qual é o RC correto para obter uma radiografia AP da coluna sacral?**

    a) RC perpendicular direcionado para o centro do sacro.

    b) RC angulado 30° cranial para o centro do sacro.

    c) RC angulado 30° caudal para o centro do sacro.

    d) RC angulado 15° cranial para o centro do sacro.

    e) RC angulado 15° caudal para o centro do sacro.

8. Na incidência AP da transição L5-S1, qual é o RC?

   a) RC perpendicular direcionado para transição L5-S1.

   b) RC angulado 30° cranial para transição L5-S1.

   c) RC angulado 30° caudal para transição L5-S1.

   d) RC angulado 15° cranial para transição L5-S1.

   e) RC angulado 15° caudal para transição L5-S1.

9. Para radiografar a coluna lombar oblíqua, qual a posição correta do paciente, preferencialmente?

   a) Deitado OP com rotação do tronco a 45°.

   b) Deitado OA com rotação do tronco a 45°.

   c) Em pé OP com rotação do tronco a 30°.

   d) Em pé OA com rotação do tronco a 30°.

   e) Em pé com rotação do tronco a 90°.

10. Em relação à coluna vertebral, podemos afirmar que ela é dividida em quantos segmentos?

    a) A coluna vertebral possui 1 segmento.

    b) A coluna vertebral é dividida em 2 segmentos.

    c) A coluna vertebral é dividida em 3 segmentos.

    d) A coluna vertebral é dividida em 4 segmentos.

    e) A coluna vertebral é dividida em 5 segmentos.

ARREMATANDO AS IDEIAS

Neste capítulo, abordamos minuciosamente as técnicas e procedimentos radiológicos necessários para a obtenção de imagens da coluna vertebral e seus segmentos. A correta execução desses posicionamentos é crucial para garantir a precisão diagnóstica e a qualidade das imagens, aspectos essenciais na prática clínica radiológica.

Ao concluir este capítulo, espera-se que você, leitor, tenha adquirido um conhecimento necessário e prático sobre os procedimentos radiológicos da coluna vertebral, estando apto a aplicar esses conceitos de maneira eficiente e segura na prática clínica. A contínua revisão e prática dessas técnicas garantirão a manutenção da excelência na qualidade das imagens e no cuidado ao paciente.

CAPÍTULO 6

Posicionamentos radiológicos do crânio e ossos da face

Agora que já passamos por quase todas as partes do corpo, chegamos a uma das mais complexas: o crânio e os ossos da face. Mas você sabe por que a precisão no posicionamento radiográfico do crânio é considerada crítica? Quais são os desafios específicos dessa área? O que podemos fazer para deixar o paciente o mais confortável possível? E o que pode interferir nos resultados do exame?

IMPORTÂNCIA DA PRECISÃO NOS ESTUDOS DO CRÂNIO

Por que a precisão no posicionamento radiográfico do crânio é especialmente crítica? Quais estruturas delicadas e essenciais precisam ser claramente visualizadas para um diagnóstico adequado?

O exame de raio X de crânio geralmente está relacionado a trauma, muitas vezes com o paciente inconsciente, imobilizado e pouco colaborativo. Assim, o posicionamento adequado é fundamental para a visualização correta dos ossos e de possíveis fraturas

Como exercício, pense em um paciente com suspeita de trauma cranioencefálico (TCE). Reflita sobre como um posicionamento inadequado pode obscurecer fraturas pequenas ou lesões, potencialmente comprometendo o diagnóstico e o tratamento imediato.

DESAFIOS TÉCNICOS NO POSICIONAMENTO DO CRÂNIO

Quais são os principais desafios ao realizar radiografias do crânio, especialmente em pacientes pediátricos ou em indivíduos incapazes de permanecer imóveis? Como essas dificuldades podem ser superadas na prática clínica? Será que esse paciente deve ser submetido a um exame complementar de tomografia computadorizada (TC)?

Considere um paciente com agitação constante ou incapacidade de permanecer imóvel devido à dor ou com a utilização do colar de imobilização cervical. Reflita sobre como o profissional pode adaptar técnicas de posicionamento para garantir uma imagem clara e diagnóstica, mesmo em circunstâncias adversas.

A realização de radiografias do crânio apresenta desafios específicos, especialmente em pacientes pediátricos ou em indivíduos que não conseguem permanecer imóveis. Esses desafios podem afetar a qualidade das imagens obtidas e a precisão do diagnóstico. A seguir, vamos abordar os principais desafios e estratégias para superá-los na prática clínica, além de discutir a consideração de exames complementares como a tomografia computadorizada (TC).

Imobilidade do paciente

Dificuldade em permanecer imóvel: pacientes pediátricos e aqueles com condições médicas (como tremores ou distúrbios neurológicos) podem ter dificuldade em manter a posição necessária durante a exposição, levando a imagens desfocadas ou distorcidas.

Ansiedade e medo: crianças podem ficar ansiosas ou assustadas com o ambiente da sala de exames e a máquina de raios X, dificultando a cooperação.

Posicionamento correto

Alinhamento anatômico: o posicionamento adequado é crucial para obter imagens claras das estruturas cranianas. Qualquer desalinhamento pode resultar em sobreposição de estruturas e perda de detalhes diagnósticos.

Limitações anatômicas: a anatomia craniana é complexa, e uma posição inadequada pode dificultar a visualização de fraturas, lesões ou anormalidades.

Estratégias para superar os desafios

Uso de dispositivos de imobilização

- Fitas de imobilização: utilizar fitas adesivas ou dispositivos de imobilização específicos pode ajudar a manter o paciente na posição correta durante a exposição, especialmente em crianças pequenas, que podem se mover involuntariamente.

- Almofadas e suportes: almofadas projetadas para apoio podem ajudar a estabilizar a cabeça e o pescoço, garantindo um posicionamento adequado.

Comunicação e reforço positivo

- Explicar o procedimento: para crianças, explicar o que vai acontecer de maneira simples e calma pode ajudar a reduzir a ansiedade.

Usar brinquedos ou distrações também pode ser útil para mantê-las calmas.

- Instruções claras: dar instruções claras e simples sobre como o paciente deve permanecer durante o exame costuma melhorar a cooperação.

Ajustes técnicos

- **Redução da exposição:** utilizar técnicas de colimação adequadas e minimizar a exposição aos raios X para garantir que a radiação seja a menor possível, sem comprometer a qualidade da imagem.

- Técnicas digitais: a tecnologia de imagem digital permite ajustes de contraste e brilho após a aquisição da imagem, potencializando a visualização de estruturas sem a necessidade de repetições excessivas.

Consideração de exames complementares: tomografia computadorizada (TC)

Indicações para TC: a tomografia computadorizada pode ser indicada nos casos em que as radiografias do crânio não forneçam informações suficientes, como em situações de trauma, suspeita de fraturas complexas ou condições intracranianas que não são bem visualizadas nas radiografias convencionais. A TC oferece imagens mais detalhadas e em diferentes planos, permitindo uma avaliação mais completa das estruturas cranianas.

Avaliação clínica: a decisão de realizar uma TC deve ser baseada na avaliação clínica do médico, levando em consideração a gravidade da condição, os sintomas do paciente e as limitações das radiografias convencionais. Se a suspeita clínica se justificar, o exame complementar pode ser essencial para um diagnóstico preciso e um tratamento eficaz.

Realizar radiografias do crânio em pacientes pediátricos ou em indivíduos que não podem permanecer imóveis apresenta desafios únicos, incluindo problemas de imobilidade e ansiedade. No entanto, com o uso de dispositivos de imobilização, comunicação eficaz, ajustes técnicos e formação adequada da equipe, é possível superar esses desafios e garantir a obtenção de imagens diagnósticas de alta qualidade. Além disso, deve-se considerar a possibilidade de pedir a tomografia computadorizada em certos casos, uma vez que ela pode proporcionar informações detalhadas que auxiliam na detecção e manejo de condições clínicas relevantes.

IMPACTO DO POSICIONAMENTO NO DIAGNÓSTICO DE PATOLOGIAS CRANIANAS

Como sabemos, o conhecimento detalhado da anatomia craniana e da região encefálica e a escolha do posicionamento adequado podem influenciar a detecção precoce de condições como tumores, hemorragias ou anomalias congênitas e a necessidade da complementação com outra modalidade de diagnóstico.

Com isso em mente, imagine um cenário em que uma imagem bem realizada revela uma lesão intracraniana crítica. Reflita sobre como a técnica adequada pode fazer a diferença na identificação e no tratamento efetivo de patologias cranianas, potencialmente salvando vidas. É fácil notar a importância da atenção a esses posicionamentos, certo?

Atualmente os exames de raios X da região do crânio e ossos da face, principalmente por decorrências de traumas, são realizados por meio de tomografia computadorizada, que fornece imagens seccionais detalhadas, tanto de partes ósseas como de partes moles, a partir de recursos tecnológicos como ferramentas de pós-processamento oferecidas pelas *workstations* (estações de trabalho).

Claro que isso depende de alguns fatores, como a estrutura do local onde o paciente é atendido; em casos de TCE, mesmo em locais que não tenham os recursos diagnósticos necessários, as radiografias servem como uma avaliação prévia e triagem.

De qualquer forma, o cuidado com o paciente requer o encaminhamento para a realização de um exame de TC; assim, o médico pode avaliar de uma forma mais fidedigna a real situação clínica do paciente e definir a conduta terapêutica.

INTRODUÇÃO ÀS LINHAS

As linhas anatômicas (LGM, LOM, LIOM, LAM, LLM, LMM) são importantes referências utilizadas no posicionamento radiológico do crânio, face e seios da face para garantir imagens diagnósticas precisas e consistentes. Essas linhas auxiliam na padronização e simetria dos posicionamentos, facilitando a comparação de imagens ao longo do tempo e entre diferentes pacientes. A seguir, um resumo da importância de cada uma delas:

1. **Linha glabelomeatal (LGM):** liga a glabela (área entre as sobrancelhas) ao meato acústico externo (MAE). Utilizada principalmente no posicionamento lateral, essa linha ajuda a garantir que o crânio esteja corretamente alinhado horizontalmente, facilitando a visualização das estruturas cranianas sem distorções.

2. **Linha orbitomeatal (LOM):** conecta a borda inferior da órbita ao MAE. Também conhecida como linha de Frankfurt, é uma das referências mais utilizadas no posicionamento radiológico do crânio, sendo crucial para garantir que a cabeça esteja em uma posição neutra, especialmente em vistas laterais, evitando inclinações indesejadas.

3. **Linha infraorbitomeatal (LIOM):** corre da borda inferior da órbita até o MAE. É usada para ajustar o posicionamento do crânio em projeções que requerem uma leve inclinação da cabeça, como em certas vistas oblíquas, garantindo uma visualização detalhada das estruturas faciais inferiores.

4. **Linha acantomeatal (LAM):** liga o acântio (ponto subnasal) ao MAE. Essa linha é especialmente relevante em exames de seios paranasais e face, ajudando a posicionar corretamente o paciente para evitar distorções nas cavidades nasais e maxilares.

5. **Linha labiomeatal (LLM):** conecta o lábio superior ao MAE. É utilizada em posicionamentos que envolvem a parte média da face, como em estudos de fraturas faciais, assegurando que o plano sagital esteja corretamente alinhado.

6. **Linha mentomeatal (LMM):** conecta o mento (queixo) ao MAE. Essencial para o posicionamento em vistas que envolvem o terço inferior da face, como exames da mandíbula, essa linha garante que a mandíbula e outras estruturas faciais inferiores sejam adequadamente visualizadas.

As linhas são referências anatômicas fundamentais que permitem a correta orientação do crânio, face e seios da face no plano tridimensional durante os exames radiológicos, evitando a distorção e o erro de posicionamento, que poderiam comprometer a qualidade das imagens e o diagnóstico.

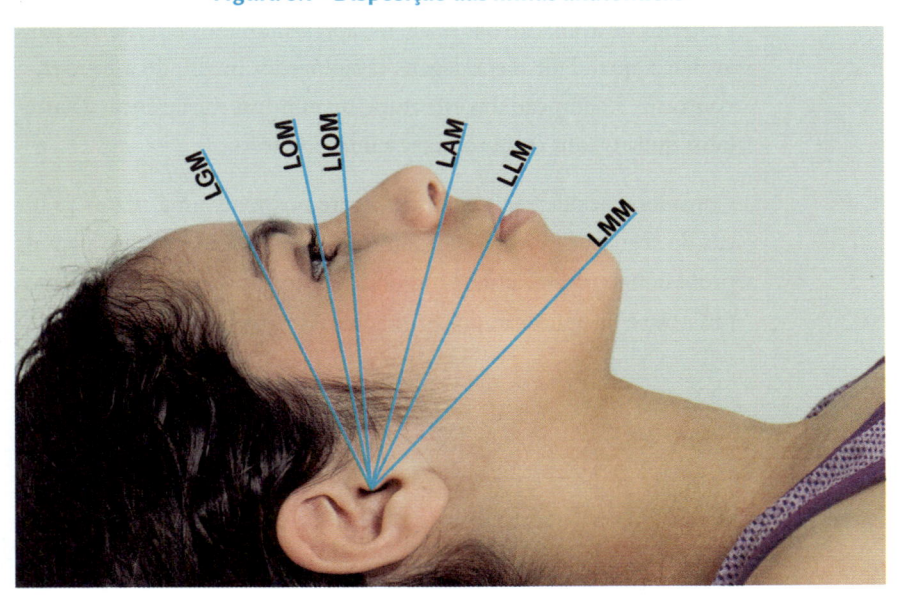

Figura 6.1 – Disposição das linhas anatômicas

Os principais pontos abordados a seguir incluem:

- Anatomia radiológica do crânio, ossos da face e seios da face: demonstraremos a anatomia essencial dessas áreas, destacando as estruturas ósseas e cavidades que devem ser visualizadas nas diversas incidências radiográficas.

- Incidências radiológicas: discutiremos as incidências de rotina e algumas complementares para o crânio, ossos da face e seios da face, incluindo:

- crânio em AP, PA, perfil, Towne e Caldwell;
- ossos da face em PA, perfil, Waters e Hirtz para mandíbula;
- seios da face em Waters, Caldwell e perfil.

■ Técnicas de posicionamento: detalharemos as técnicas corretas de posicionamento do paciente para cada região, assegurando imagens de alta qualidade e enfatizando sempre a importância do alinhamento adequado, do uso de dispositivos de imobilização, quando necessário, e da orientação precisa ao paciente.

■ Critérios de avaliação das imagens: apresentaremos os critérios para avaliar a qualidade das imagens radiológicas, incluindo a nitidez, o contraste, a definição das estruturas anatômicas e a ausência de artefatos que possam comprometer a interpretação.

■ Considerações de segurança: reforçaremos mais uma vez as práticas de segurança radiológica, tanto para o paciente quanto para os profissionais, destacando a importância do uso de proteção contra a radiação e da aplicação dos princípios ALARA.

FICHAS DE POSICIONAMENTO RADIOLÓGICO

Crânio – frente (AP)

Indicações	Para traumas e fraturas.
Paciente	Paciente em DD/DV/ortostático; MMSS ao longo do corpo, MMII estendidos.
Raio central	⊥ orientado para a glabela.
DFF/DFR	1 m (100 cm) – com Bucky.
Chassi/RI	24 × 30 cm ou 10 × 12" na longitudinal panorâmica.
Observações	**Visualização:** osso frontal e calota craniana.

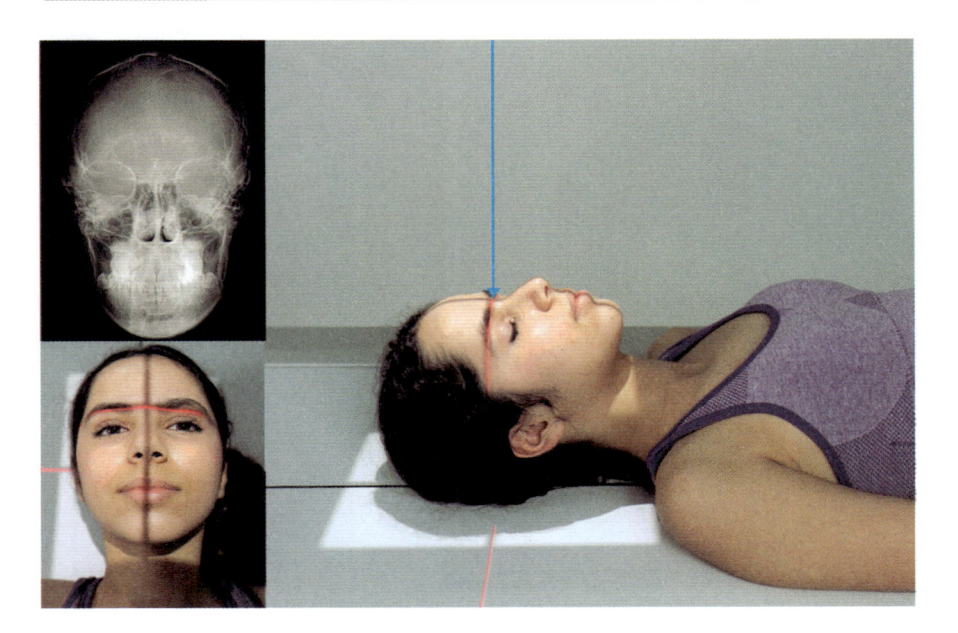

Crânio – perfil

Indicações	Para traumas e fraturas.
Paciente	Paciente em DV, posição de nadador, ou ortostático; crânio em perfil absoluto.
Raio central	⊥ orientado 5 cm superior ao MAE (na direção da glabela).
DFF/DFR	1 m (100 cm) – com Bucky.
Chassi/RI	24 × 30 cm ou 10 × 12" na longitudinal panorâmica.
Observações	**Visualização:** sela túrcica, clinoides anteriores e posteriores, dorso da sela, asas maiores e menores do esfenoide e toda a calota craniana.

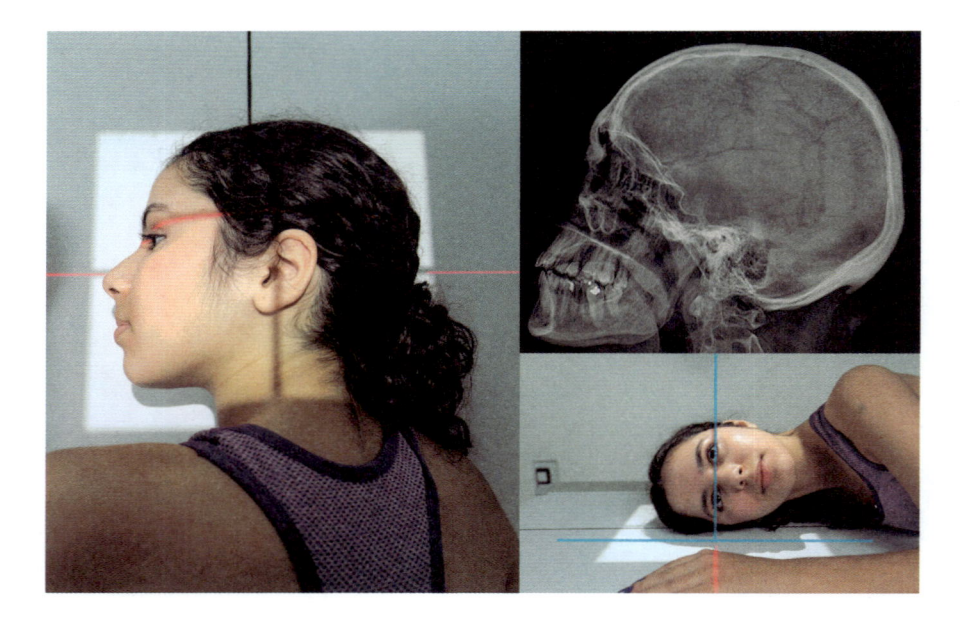

Crânio (método de Caldwell)

Indicações	Para traumas e fraturas.
Paciente	Paciente em DV ou ortostático; MMSS ao lado da cabeça, MMII estendidos.
Raio central	15° caudal, orientado para a região lambdoide, saindo no násio.
DFF/DFR	1 m (100 cm) – com Bucky.
Chassi/RI	24 × 30 cm ou 10 × 12" na longitudinal panorâmica.
Observações	**Visualização:** osso frontal e órbitas.

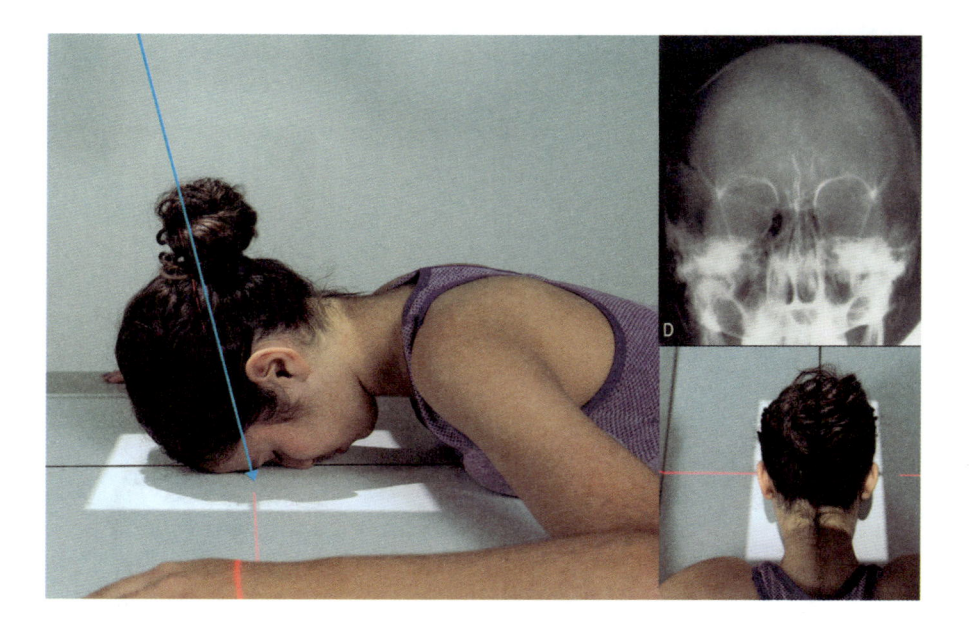

Crânio (Towne)

Indicações	Para traumas, fraturas e visualização da base do crânio.
Paciente	Paciente em DD; MMSS ao longo do corpo, MMII estendidos.
Raio central	Com ângulo de 30° caudal, orientado 6 cm acima da glabela, saindo no forame magno.
DFF/DFR	1 m (100 cm) – com Bucky.
Chassi/RI	24 × 30 cm ou 10 × 12" na longitudinal panorâmica.
Observações	**Visualização:** base do crânio – região occipital; sela túrcica. Caso o paciente não consiga colocar a LOM ⊥, o técnico poderá usar a LIOM; para isso, deverá aumentar 7° no ângulo do RC (usar 37°).

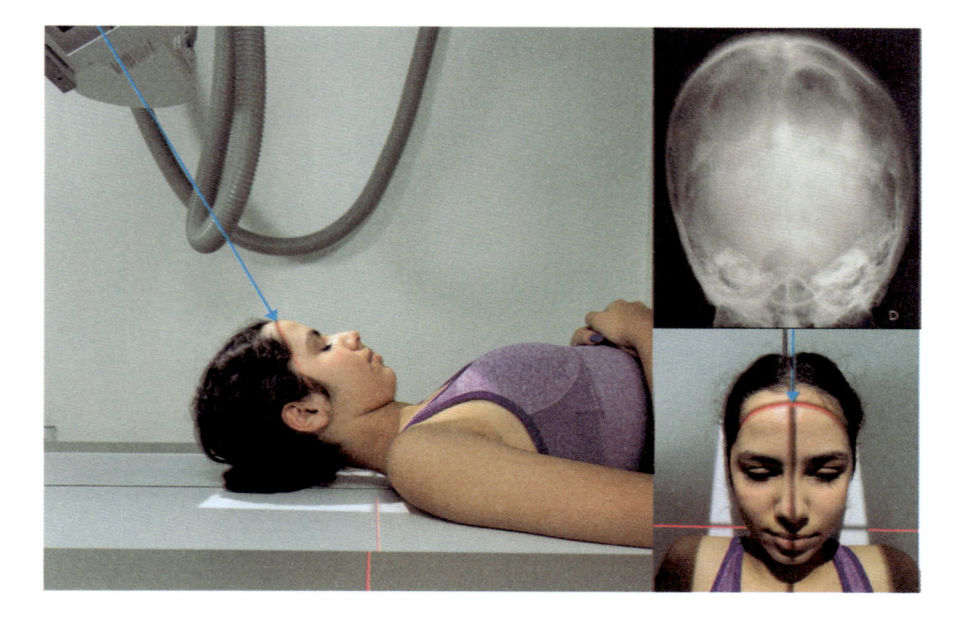

Crânio (Bretton)

Indicações	Para traumas, fraturas e visualização da base do crânio.
Paciente	Paciente em DD; MMSS ao longo do corpo, MMII estendidos.
Raio central	Com ângulo de 45° caudal, orientado 8 cm acima da glabela, saindo no forame magno.
DFF/DFR	1 m (100 cm) – com Bucky.
Chassi/RI	24 × 30 cm ou 10 × 12" na longitudinal panorâmica.
Observações	**Visualização:** base do crânio – região occipital. Caso o paciente não consiga colocar a LOM ⊥, o técnico poderá usar a LIOM; para isso, deverá aumentar 7° no ângulo do RC (usar 52°).

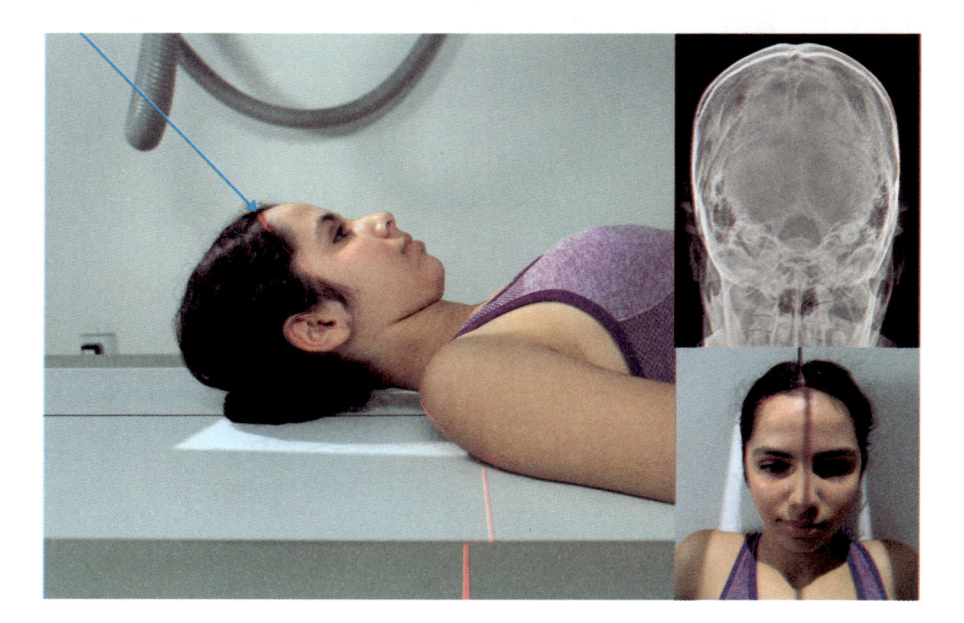

Crânio axial Hirtz (submentovértice)

Indicações	Para traumas, fraturas e visualização da base do crânio.
Paciente	Paciente em DD ou sentado, pescoço em hiperextensão.
Raio central	⊥ à LIOM, orientado entre os ângulos da mandíbula (gônios).
DFF/DFR	1 m (100 cm) – com Bucky.
Chassi/RI	24 × 30 cm ou 10 × 12" na longitudinal panorâmica.
Observações	**Visualização:** o RC poderá sofrer uma angulação cranial, conforme necessidade; caso o paciente não consiga deixar a LIOM paralela ao filme, manter o RC ⊥ à LIOM.

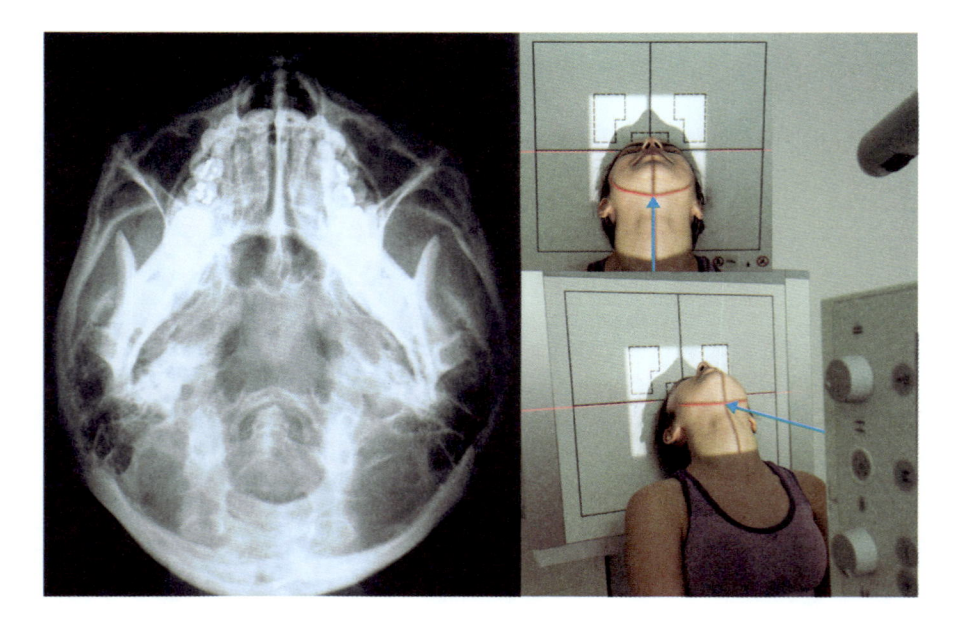

Sela túrcica – frente

Indicações	Para fraturas e avaliação do dorso da sela.
Paciente	Paciente em DV; MMSS ao lado do crânio, MMII estendidos.
Raio central	20° cranial orientado para a região occipital, passando pela sela túrcica.
DFF/DFR	1 m (100 cm) – com Bucky.
Chassi/RI	18 × 24 cm ÷ na transversal ou 8 × 10" na transversal.
Observações	**Visualização:** processos clinoides e dorso da sela. Usar cilindro de extensão ou colimação adequada.

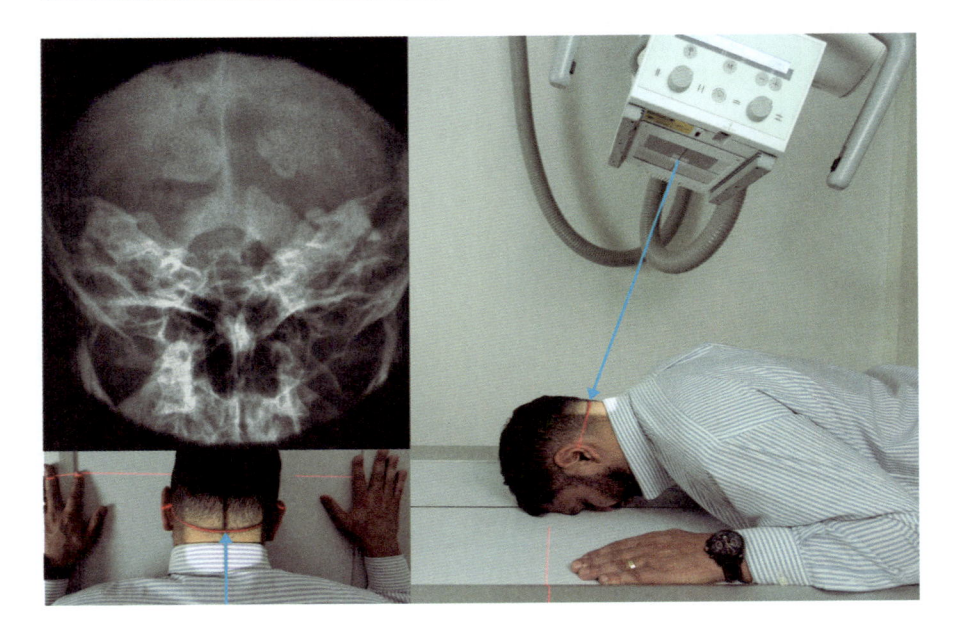

Sela túrcica – perfil

Indicações	Para fraturas e avaliação do dorso da sela.
Paciente	Em DV, posição de nadador, crânio em perfil absoluto.
Raio central	⊥ orientado para 2 cm superior e 2 cm anterior ao MAE.
DFF/DFR	1 m (100 cm) – com Bucky.
Chassi/RI	18 × 24 cm ÷ na transversal ou 8 × 10" na longitudinal.
Observações	Usar cilindro de extensão ou colimação adequada. **Visualização:** mostra a sela túrcica, como vemos na imagem de raios X.

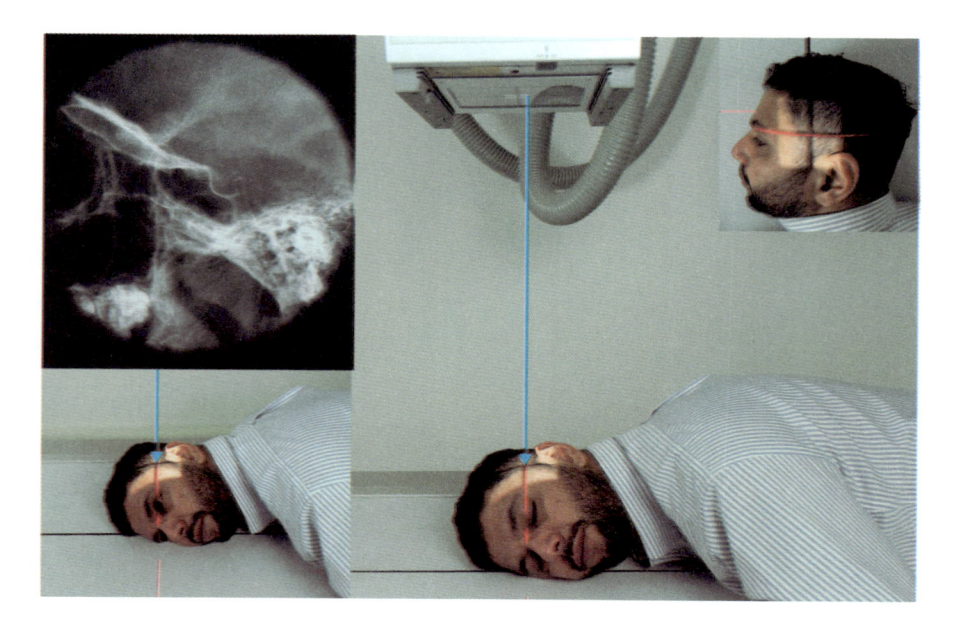

Ossos da face – método de Waters

Indicações	Para traumas, fraturas, corpo estranho e alterações de ossos da face.
Paciente	Paciente em DV ou ortostático, pescoço em hiperextensão; MMSS ao lado do crânio, MMII estendidos.
Raio central	⊥ orientado para a região do bregma; deve sair no acântio.
DFF/DFR	1 m (100 cm) – com Bucky.
Chassi/RI	18 × 24 cm ÷ na transversal ou 8 × 10" na longitudinal.
Observações	**Visualização:** órbitas, maxilar, septo nasal e osso zigomático. LMM ⊥ ao filme.

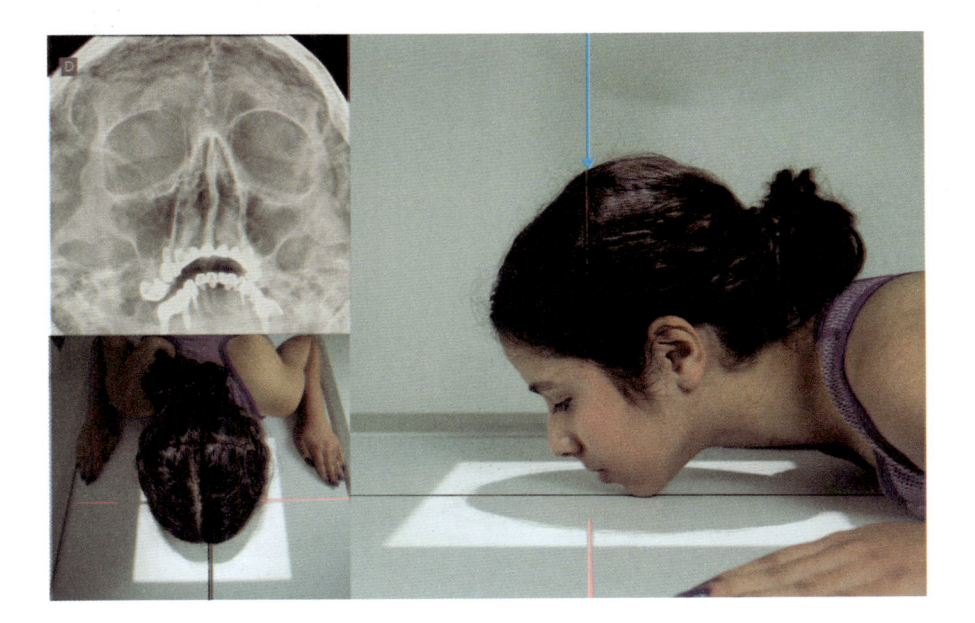

Ossos da face – método de Caldwell

Indicações	Para traumas, fraturas, corpo estranho e alterações de ossos da face.
Paciente	Paciente em DV ou ortostático; MMSS ao lado da cabeça, MMII estendidos.
Raio central	15° caudal, orientado para a região lambdoide, saindo no násio.
DFF/DFR	1 m (100 cm) – com Bucky.
Chassi/RI	18 × 24 cm ÷ na transversal ou 8 × 10" na longitudinal.
Observações	**Visualização:** osso frontal e órbitas.

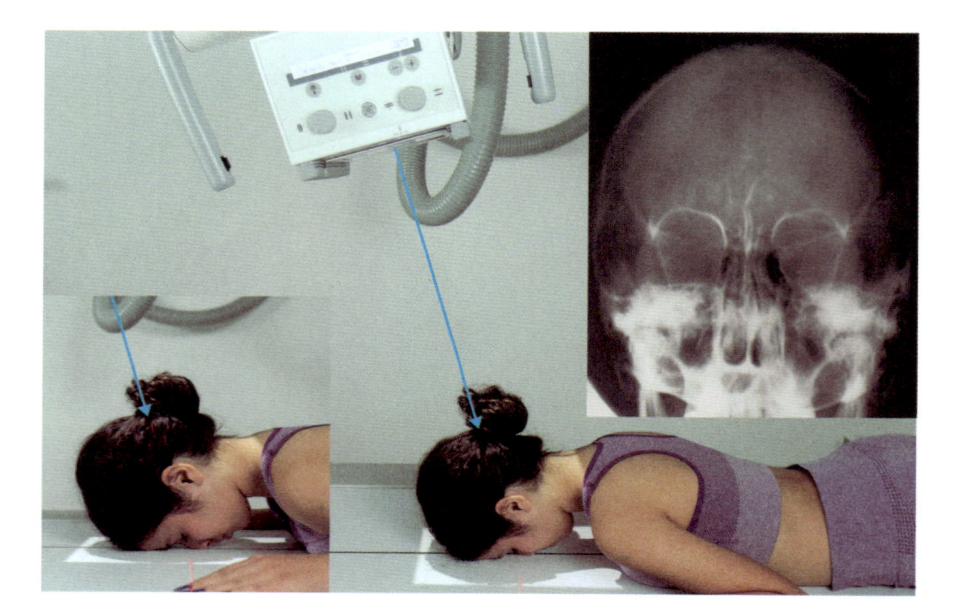

Face – perfil

Indicações	Para traumas, fraturas, corpo estranho e alterações de ossos da face.
Paciente	Paciente em DV, posição de nadador ou ortostático, crânio em perfil absoluto.
Raio central	⊥ orientado entre o canto externo da órbita e o MAE (zigomático).
DFF/DFR	1 m (100 cm) – com Bucky.
Chassi/RI	18 × 24 cm ÷ na transversal ou 8 × 10" na longitudinal.
Observações	**Visualização:** LIOM paralela à borda superior do filme, LIP ⊥ à mesa, ossos da face sobrepostos, sela túrcica, mandíbula. Incidência panorâmica.

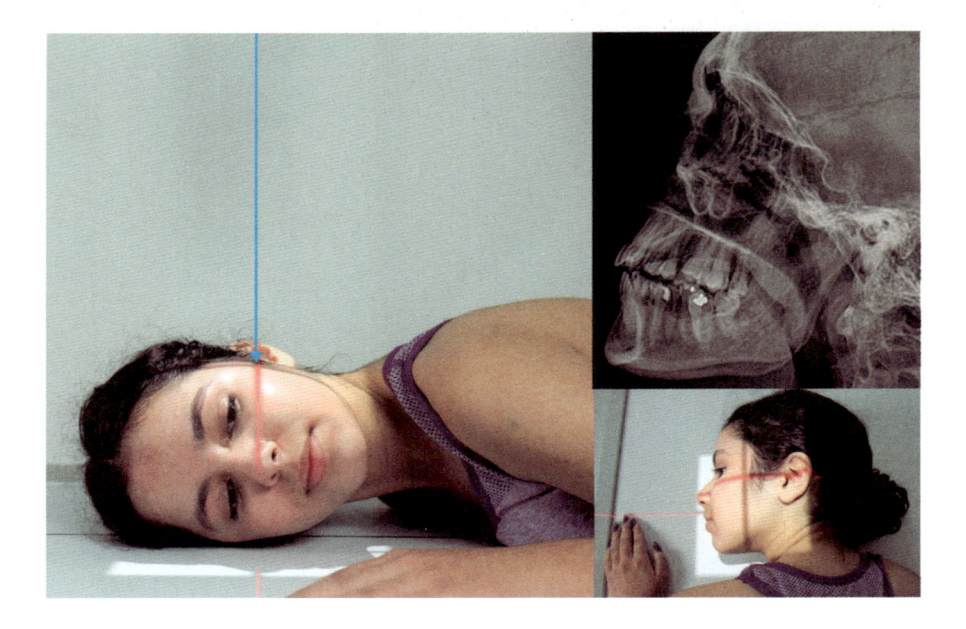

Arco zigomático (método de Hirtz)

Indicações	Para traumas e fraturas.
Paciente	Paciente em DD ou sentado, pescoço em hiperextensão.
Raio central	⊥ à LIOM, orientado entre os gônios.
DFF/DFR	1 m (100 cm) – com ou sem Bucky.
Chassi/RI	18 × 24 cm ou 8 × 10" na transversal panorâmica.
Observações	**Visualização:** o RC poderá sofrer angulação cranial conforme necessidade. Manter o RC ⊥ à LIOM.

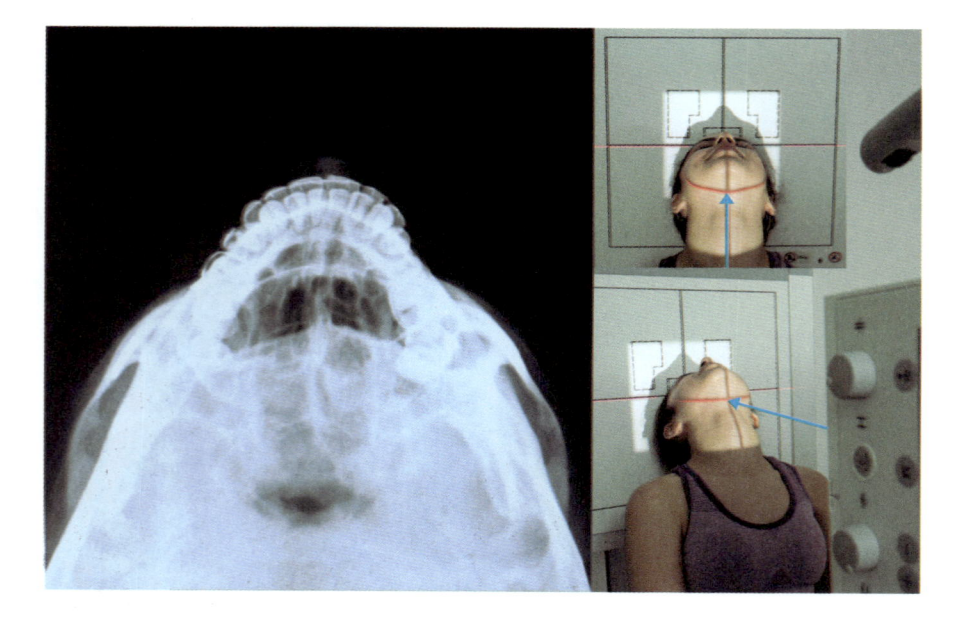

Mandíbula – frente

Indicações	Para traumas e fraturas.
Paciente	Paciente em DD/DV; MMSS ao longo do corpo, MMII estendidos.
Raio central	⊥ orientado para o centro da boca.
DFF/DFR	1 m (100 cm) – com Bucky.
Chassi/RI	18 × 24 cm ou 8 × 10" na longitudinal panorâmica.
Observações	**Visualização:** ramo da mandíbula e côndilos. Esta incidência poderá ser realizada com a boca aberta ou fechada, sendo que com a boca aberta haverá melhor visualização dos côndilos mandibulares.

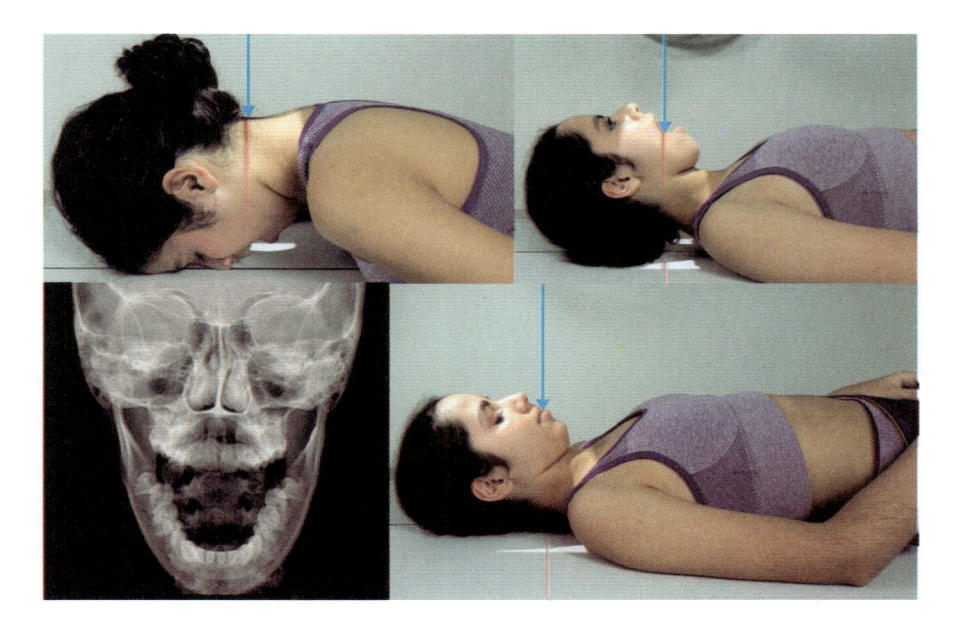

Mandíbula – perfil

Indicações	Para traumas e fraturas.
Paciente	Paciente em DV, posição de nadador ou ortostático, crânio em perfil absoluto.
Raio central	⊥ orientado para o ângulo da mandíbula.
DFF/DFR	1 m (100 cm) – com Bucky.
Chassi/RI	18 × 24 cm ou 8 × 10" na transversal panorâmica.
Observações	**Visualização:** LIOM paralela à borda superior do filme, LIP ⊥ à mesa. Mandíbula em perfil.

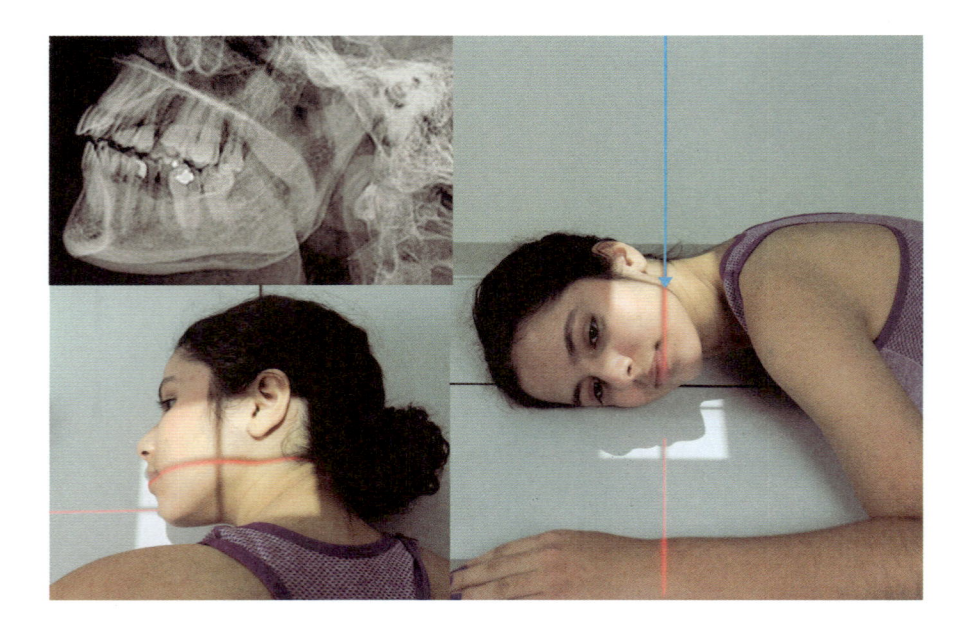

Seios paranasais (método de Waters – mento-naso)

Indicações	Para suspeitas de processos inflamatórios.
Paciente	Paciente preferencialmente em ortostático.
Raio central	⊥ orientado para a região do bregma; deve sair no acântio.
DFF/DFR	1 m (100 cm) – com Bucky.
Chassi/RI	18 × 24 cm na longitudinal panorâmica ou 24 × 30 cm ÷ na transversal ou 8 × 10" na longitudinal.
Observações	Incidência realizada com cilindro. Para as crianças, a incidência AP é mais recomendada. Esta incidência poderá ser realizada em decúbito, dependendo das condições do paciente.

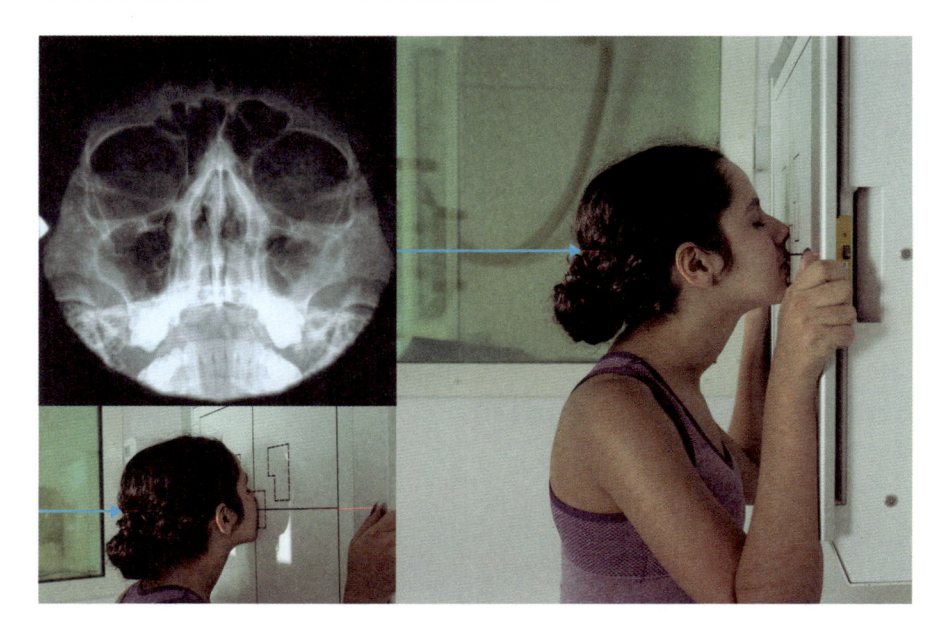

Seios paranasais (método de Caldwell – fronto-naso)

Indicações	Para suspeitas de processos inflamatórios.
Paciente	Paciente preferencialmente em ortostático.
Raio central	15° caudal, orientado para a região lambdoide, saindo no násio.
DFF/DFR	1 m (100 cm) – com Bucky.
Chassi/RI	18 × 24 cm na longitudinal panorâmica ou 24 × 30 cm + na transversal ou 8 × 10" na longitudinal.
Observações	**Visualização:** seio frontal, células etmoidais e parte dos ossos da face. Incidência realizada com cilindro. Para as crianças, a incidência AP é mais recomendada. Esta incidência poderá ser realizada em decúbito, dependendo das condições do paciente.

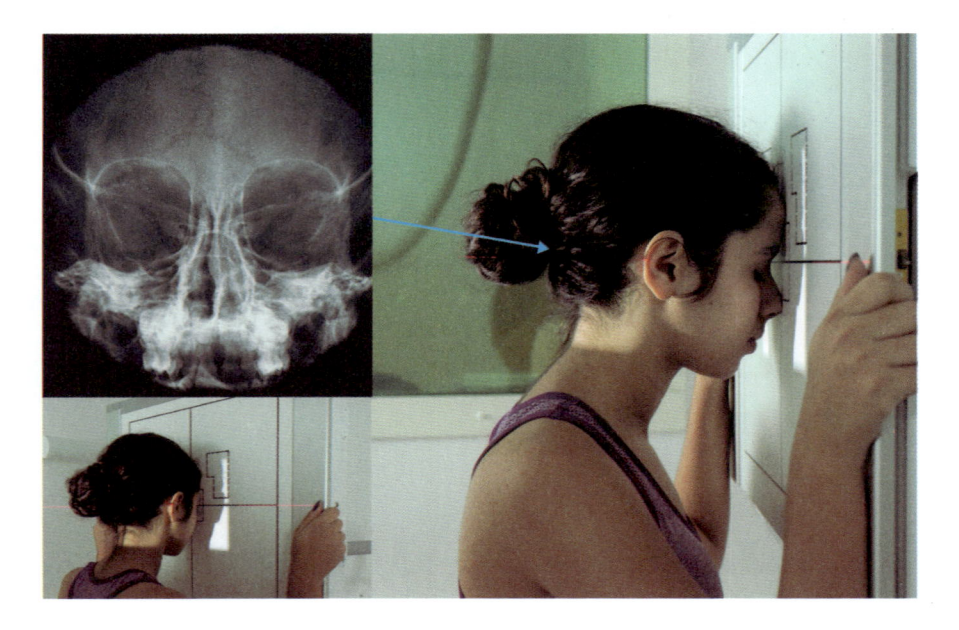

Seios paranasais – perfil

Indicações	Para suspeitas de processos inflamatórios.
Paciente	Paciente preferencialmente em ortostático, crânio em perfil absoluto.
Raio central	⊥ orientado entre o canto externo da órbita e o MAE (zigomático).
DFF/DFR	1 m (100 cm) – com Bucky.
Chassi/RI	18 × 24 cm na longitudinal panorâmica ou 24 × 30 cm ÷ na transversal ou 8 × 10" na longitudinal.
Observações	**Visualização:** seio frontal, seio maxilar, seio esfenoidal e células etmoidais. Incidência realizada com cilindro. Esta incidência poderá ser realizada em decúbito, dependendo das condições do paciente. LIOM paralela à borda superior do filme, LIP ⊥ à mesa.

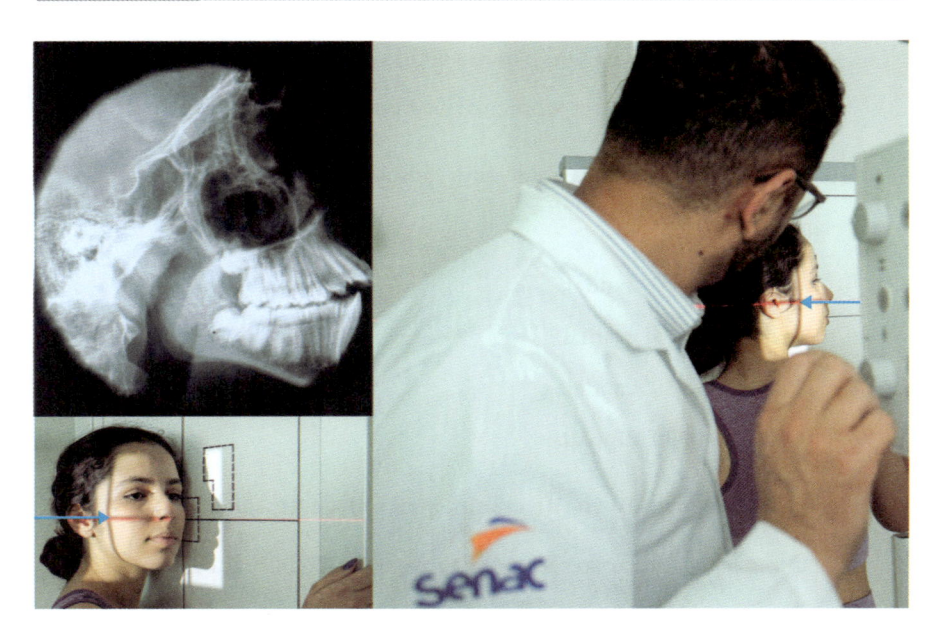

EXERCÍCIOS

1. **Qual o tamanho do chassi e DFF para uma radiografia AP do crânio?**

   a) Chassi 18 x 24 cm e DFF 100 cm.

   b) Chassi 24 x 30 cm e DFF 100 cm.

   c) Chassi 30 x 40 cm e DFF 100 cm.

   d) Chassi 18 x 24 cm e DFF 120 cm.

   e) Chassi 24 x 30 cm e DFF 120 cm.

2. **Para uma radiografia lateral do crânio, quais linhas são utilizadas?**

   a) LIP perpendicular e LIOM paralela ao filme.

   b) LIP paralela e LIOM paralela ao filme.

   c) LIP perpendicular e LIOM perpendicular ao filme.

   d) LIP perpendicular e LOM paralela ao filme.

   e) LIP paralela e LOM perpendicular ao filme.

3. **Qual o RC adequado para obter uma radiografia de Caldwell do crânio?**

   a) RC perpendicular.

   b) RC angulado 15° caudal.

   c) RC angulado 15° cranial.

   d) RC angulado 30° caudal.

   e) RC angulado 30° cranial.

4. **Em uma incidência Towne do crânio, qual linha e RC são utilizados?**

   a) LOM perpendicular ao receptor de imagem e RC 30° caudal.

   b) LOM perpendicular ao receptor de imagem e RC 30° cranial.

   c) LIOM perpendicular ao receptor de imagem e RC 30° caudal.

   d) LIOM perpendicular ao receptor de imagem e RC 30° cranial.

   e) LOM perpendicular ao receptor de imagem e RC 15° caudal.

5. Qual é a linha correta para uma radiografia de Waters (mento-naso) para seios paranasais?

   a) LOM perpendicular ao receptor de imagem.

   b) LIOM perpendicular ao receptor de imagem.

   c) LLM perpendicular ao receptor de imagem.

   a) LMM perpendicular ao receptor de imagem.

   b) LAM perpendicular ao receptor de imagem.

6. Qual é a linha correta para uma radiografia de Caldwell (fronto-naso) para seios paranasais?

   c) LOM perpendicular ao receptor de imagem.

   d) LIOM perpendicular ao receptor de imagem.

   e) LLM perpendicular ao receptor de imagem.

   f) LMM perpendicular ao receptor de imagem.

   g) LAM perpendicular ao receptor de imagem.

7. A face é formada por quantos ossos?

   a) 12 ossos.

   b) 14 ossos.

   c) 16 ossos.

   d) 20 ossos.

   e) 22 ossos.

8. Na incidência submentovértice (SMV) do crânio, para a realização do posicionamento axial Hirtz, quais linhas são utilizadas?

    a) LOM paralela ao receptor de imagem e perpendicular ao RC.

    b) LAM paralela ao receptor de imagem e perpendicular ao RC.

    c) LLM paralela ao receptor de imagem e perpendicular ao RC.

    d) LMM paralela ao receptor de imagem e perpendicular ao RC.

    e) LIOM paralela ao receptor de imagem e perpendicular ao RC.

9. Para uma radiografia axial Hirtz dos ossos zigomáticos, de que forma o paciente deve estar posicionado?

    a) Em DD com a cabeça em hiperextensão.

    b) Em DV com a cabeça em hiperextensão.

    c) Sentado com a cabeça em hiperextensão.

    d) Sentado com a cabeça em hiperflexão.

    e) Em pé com a cabeça em hiperflexão.

10. Qual é a posição correta do paciente para uma radiografia lateral dos seios paranasais?

    a) Em DD com a cabeça em perfil com extensão.

    b) Em DV com a cabeça em perfil com flexão.

    c) Em pé com a cabeça em perfil absoluto.

    d) Em pé com a cabeça em perfil com extensão.

    e) Em pé com a cabeça em perfil com flexão.

ARREMATANDO AS IDEIAS

Neste capítulo, exploramos detalhadamente as técnicas e procedimentos radiológicos necessários para a obtenção de imagens do crânio, ossos da face e seios da face. A correta execução desses posicionamentos é essencial para garantir a precisão diagnóstica e a qualidade das imagens, aspectos fundamentais na prática clínica radiológica. Citamos também a importante contribuição diagnóstica da TC para uma avaliação mais detalhada das estruturas anatômicas da região do crânio e encéfalo.

Ao concluir este capítulo, esperamos que você tenha adquirido um conhecimento detalhado e prático sobre os procedimentos radiológicos do crânio, ossos da face e seios da face, estando apto a aplicar esses conceitos de maneira eficiente e segura na prática clínica. A contínua revisão e prática dessas técnicas garantirão a manutenção da excelência na qualidade das imagens e no cuidado ao paciente.

Por fim, agradecemos sinceramente a você, leitor, por ter dedicado seu tempo à leitura deste livro sobre posicionamentos radiológicos. Esperamos que o conteúdo tenha proporcionado um conhecimento valioso e prático para a sua formação e prática clínica, e que seja uma ferramenta útil em sua jornada profissional. Mais uma vez, agradecemos por sua dedicação e interesse. Sucesso em sua carreira e na busca contínua pela excelência na radiologia!

E queremos lhe fazer um convite: venha conhecer a estrutura do Senac Tiradentes por meio de uma visita presencial ou escaneando o QR CODE a seguir:

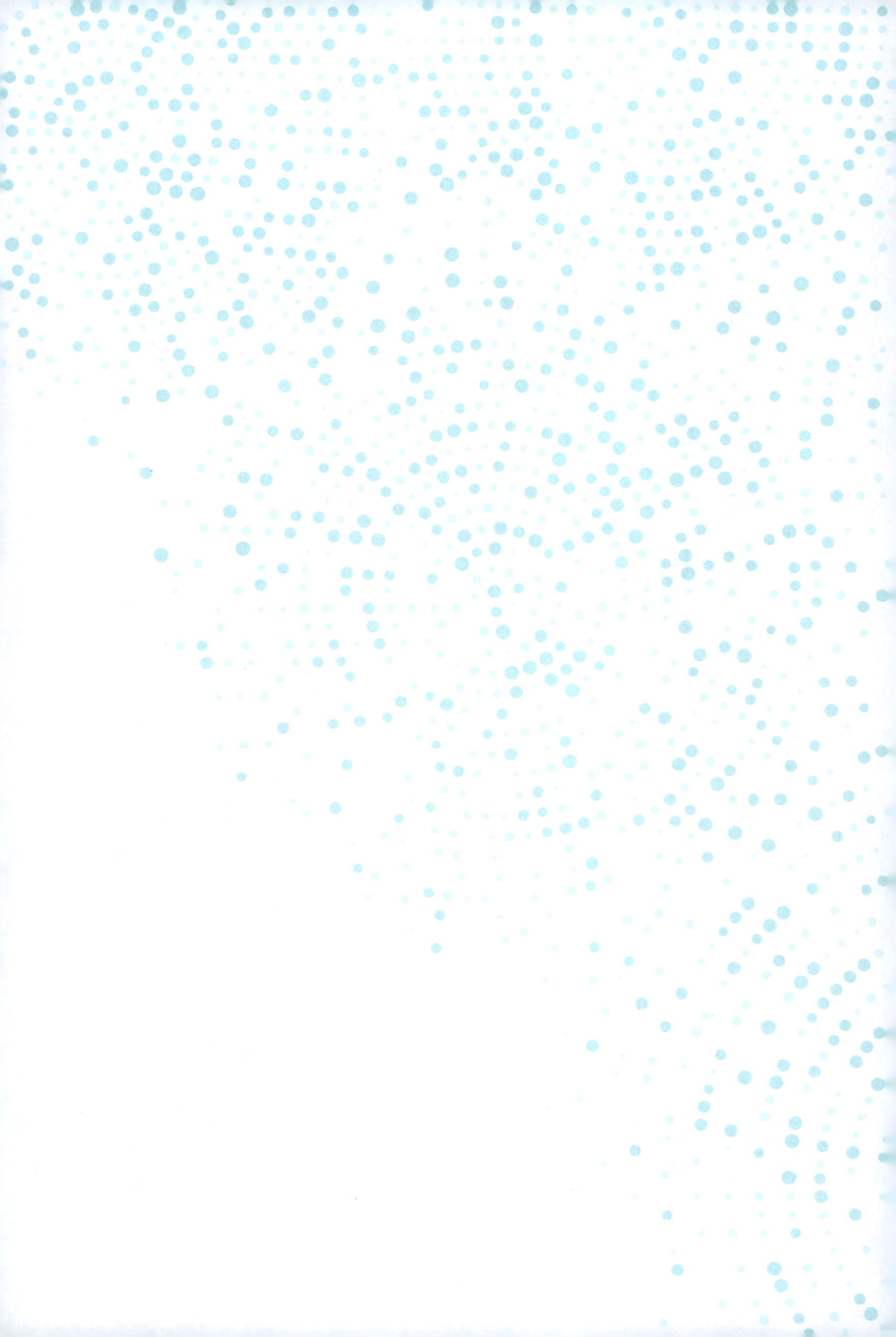

Gabarito

Capítulos	QUESTÕES									
	1	2	3	4	5	6	7	8	9	10
2	A	B	D	E	A	D	E	B	A	D
3	C	B	D	E	D	E	C	A	A	A
4	C	D	C	B	B	D	B	B	A	B
5	D	E	E	C	D	A	D	B	A	E
6	B	A	B	A	D	A	B	E	D	C

Referências

BUSHONG, Stewart C. **Ciência radiológica para tecnólogos**: física, biologia e proteção. 9. ed. Rio de Janeiro: Elsevier, 2010.

CHRISTOVAM, Aline C. M.; MACHADO, Osvaldo. **Manual de física e proteção radiológica**. São Caetano do Sul: Difusão; Rio de Janeiro: Editora Senac Rio de Janeiro, 2013.

COSTA, Denis Honorato *et al*. **Clark**: posicionamento radiográfico. 12. ed. São Paulo: Editora Médica, 2009.

DANGELO, José Geraldo; FATTINI, Carlo Américo. **Anatomia humana sistêmica e segmentar**. 3. ed. São Paulo: Atheneu, 2011.

DIMENSTEIN, Renato; HORNOS, Yvone M. **Manual de proteção radiológica aplicada ao radiodiagnóstico**. 3. ed. São Paulo: Editora Senac São Paulo, 2013.

DOE, John. **Manual prático de técnicas e posicionamentos radiográficos**. 10. ed. Rio de Janeiro: Editora Bontrage, 2015.

E-ANATOMY. **The anatomy of imaging**. E-anatomy, [s. l.], 24 set. 2008. Disponível em: http://www.imaios.com/en/e-Anatomy. Acesso em: 25 set. 2024.

LAMPIGNANO, John P.; BONTRAGER, K. L. **Bontrager Tratado de posicionamento radiográfico e anatomia associada**, tradução da 8. ed. Rio de Janeiro, Mosby Elsevier, 2015.

NETTER, Frank H. **Netter Atlas de anatomia humana**. 4. ed. Rio de Janeiro: Elsevier, 2008.

PABST, Reinhard; PUTZ, Reinhard; SOBOTTA, Johannes. **Sobotta Atlas de anatomia humana**. 22. ed. v. 1. Rio de Janeiro: Guanabara Koogan, 2008.

PAULSEN, Friedrich; WASCHKE, Jens. **Sobotta Atlas of human anatomy**. 20. ed. Berlim: Elsevier, 2018.